睡眠・食事・運動で変える
24時間のリズム習慣

神戸常盤大学保健科学部長　神戸大学名誉教授
塩谷英之

はじめに

健康を維持するための秘訣は何でしょう？

もちろん1つとはかぎりません。

私は健康を維持するために最も重要なことは、**体内時計が示すコサインカーブ**に沿ったメリハリのある生活リズムで日常を営むことだと思っています。

体内時計とは、私たちのからだが持つ自然なリズムのことです。このリズムが乱れると、心身の調子にさまざまな不調が現れます。たとえば、

「土日に夜遅くまで起きて次の日朝寝坊すると、月曜日疲れがとれず、調子がでない」

「夜遅く夕食を摂る習慣を続けていて体重が増え、眠りも浅くなる」

「リモートワークのせいで1日外出しない日が続くと調子が悪い」

このような生活リズムの乱れが悪循環を呼び、放置しておくと生活習慣病やメンタルの不調にもつながることがわかっています。

でも、大丈夫です。体内時計は、ちょっとした生活リズムの見直しで整えることが

できます。

朝起きたらカーテンを開けて朝日を浴び、朝食をしっかり食べる

昼間、活動的に動き、夕食は早く済ませる

眠る前にはスマートフォンを使う時間を短くする

こうした小さな工夫を積み重ねるだけで、少しずつからだは本来のリズムを取り戻していきます。本書では、読者の皆さんが**自分らしいリズム（マイリズム）**を見つけるために、睡眠、食事、運動などの観点から具体的なアドバイスをお届けします。

でも、けっして完璧を目指さないでください。忙しい毎日で、すべて理想どおりにするのは難しいですよね。できる範囲で少しずつ習慣を変えていくだけでも、からだと心はきっと軽くなるはずです。

本書を通じて、あなた自身の生活リズムを見直すきっかけを作っていただけたら嬉しいです。少しの努力が、きっと大きな変化につながります。

さあ、一緒に始めてみませんか？

睡眠・食事・運動で変える
24時間のリズム習慣
contents

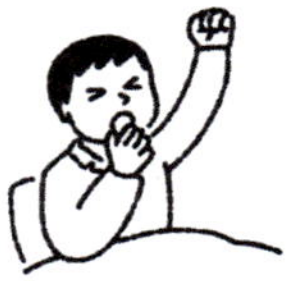

4章　よい睡眠から始まるマイリズムの作り方

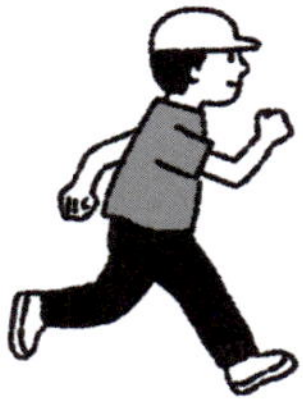

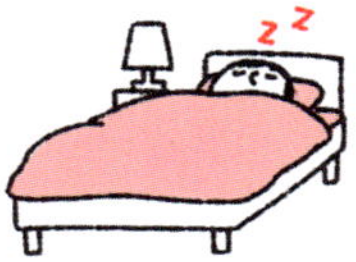

5章 マイリズムのためのQ&A

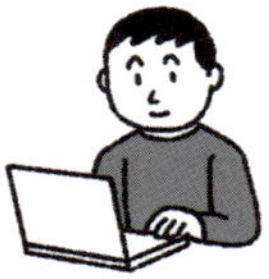

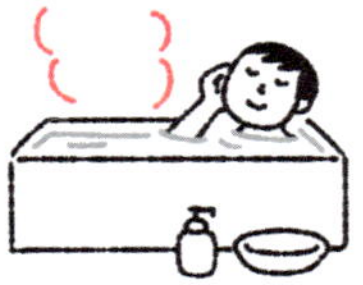

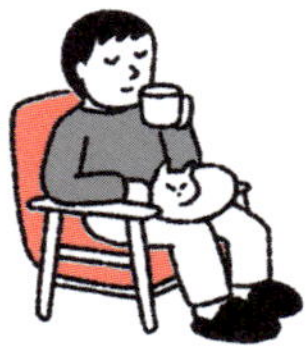

装丁・イラスト・DTP：ササキサキコ
編集協力：宇山公子
校正：ボーテンアサセくりみ
企画編集：藤原蓉子

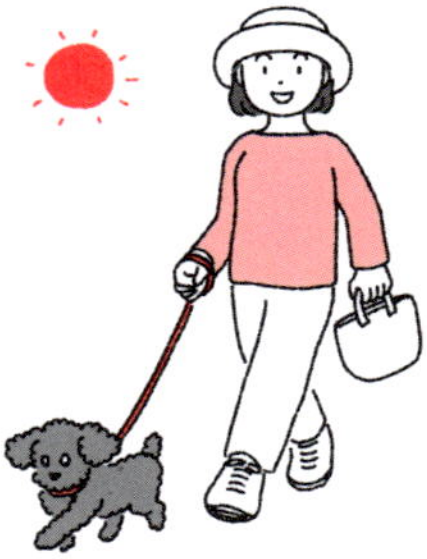

1章
24時間のリズムを作る体内時計

1日のリズムを作る生物時計

地球の自転に伴う1日のリズム、すなわち「昼」と「夜」のリズムは生物にとって重要な因子です。私たちヒトをはじめ、ほとんどすべての生物はこの**約1日周期のリズムに順応することで生命を維持してきたと言えます。**

では、いったい生物はどのようにしてこの1日のリズムを自分のものとしてきたのでしょうか。

実は、長年の研究により、生物は自分のからだの中に1日のリズムを作り出すシステム、つまり「**リズム発生機構（生物時計）**」を持つことが明らかになってきました。

生物時計の部品となる「時計遺伝子」の動き

この「**生物時計**」は、哺乳類においては脳内の視床下部にある視《し》交《こう》叉《さ》上核《じょうかく》に存在することが明らかにされています。

この生物時計の部品は4種類の**時計遺伝子**から転写される4種類のたんぱく質群で

す。これらのたんぱく質群は、お互いに働きかけることで、増えたり、減ったりを繰り返しています。

仮に、この4つのたんぱく質をA～Dで表しましょう。A、Bたんぱく質がくっつき、CとDの遺伝子に働きかけると、C、Dたんぱく質が産出されます。産出されたCたんぱく質はDたんぱく質と結合し、今度はA、Bたんぱくに働きかけて、これ以上増えないようになります。その結果、C、Dのたんぱく質の産出は減っていきます。これらが時間とともに分解されなくなると、再びA、Bたんぱく質による働きかけのサイクルが始まるのです。

この時計遺伝子によるたんぱく質の合成と抑制の周期が、約24時間で繰り返されているのです。

約24時間で繰り返されるサーカディアンリズム

図1にCたんぱく質の時間ごとの変化を示します。朝から昼に増加し、その後、夜にかけて減少する周期性のある変動（コサインカーブ）があるのがわかります。

この生物時計により刻まれる約24時間のリズムを「**概日リズム（サーカディアンリ**

＊A、B、C、Dのたんぱく質はそれぞれBMALLたんぱく質、Clockたんぱく、PERIODたんぱく質、CRYたんぱく質を表します。

図1 時計遺伝子の周期的発現

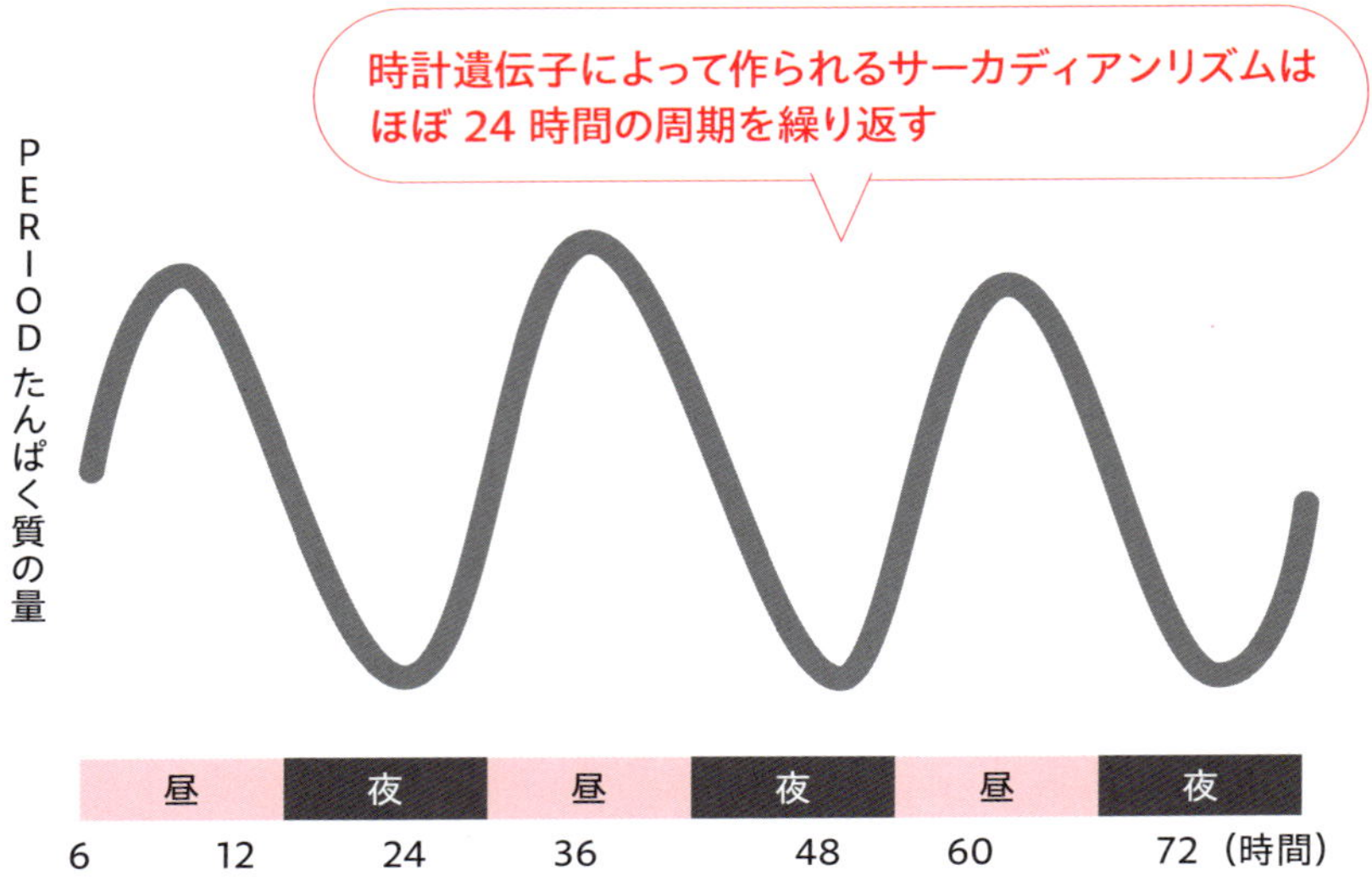

ズム）」と呼びます。これは、**私たちが生きるために必要なさまざまな生理的なリズムの基礎となっています。**

ただ、ヒトの概日リズム（サーカディアンリズム）は24時間ぴったりではないのです。個人差がありますが、おおよそ24時間10分くらいと言われます。

そのリズムに従うと、どうなるでしょう。地球が自転する24時間ぴったりのリズムと生体の概日リズム（サーカディアンリズム）は、およそ10分ずつ毎日どんどんずれていくことになりますね。

このずれを調整するために、**ヒトのからだには地球の24時間リズムに合わせるための巧妙な仕組みが備わっている**のです。

生体のリズムはどのように保たれるか

中枢時計と末梢時計

ヒトにおける生物時計を司《つかさど》る中枢は、脳の視床下部の最も深いところにある「視交叉上核」にあります。この生物時計を「**中枢時計**」と呼んでいます。

この中枢時計は非常に強固なシステムを持っています。周囲の環境やどんな刺激にも影響されず、24時間リズムを刻みます。驚くべきことに、時計遺伝子をからだの外に取り出しても、ほぼ永久的に24時間リズムを刻むことができるのです。

一方、肝臓、腎臓、心臓、肺などの臓器や、筋肉、脂肪などのさまざまな末梢組織においては「**末梢時計**」が存在します。同様に24時間周期のコサインカーブを刻むとされています。哺乳類では、末梢時計は中枢時計の支配下にあり、**中枢時計で作られた時間の情報（コサインカーブ）は自律神経や副腎皮質ホルモンなどによって、末梢時計に伝達されている**と考えられています。

私たちのからだの臓器や組織は、この中枢時計の概日リズム（サーカディアンリズム）のもとで、それぞれが多様な生理機能を発揮し、それらが見事に統合されるという仕組みを持っています。

たとえば、生体の代表的な機能である体温、心拍数、血圧は24時間いつも同じではありません。これらの重要なリズムは、それぞれが別々に働いているのではなく、**中枢時計による概日リズム（サーカディアンリズム）の影響を受けて作り出されているのです。**

リズムのずれに影響を与える「光」

私たちのからだの概日リズム（サーカディアンリズム）は24時間ぴったりではなく、24時間よりもやや長いため、そのリズムに従うと地球が自転する24時間リズムとどんどんずれて遅れていくとお伝えしました。

このずれを放っておくと、私たちはいずれ昼夜逆転のような生活になっているはずですね。そうならずに私たちが日々の生活を過ごしていけるのはなぜでしょうか。それには、「環境」が大きく影響しています。このリズムのずれは、数多くの環境因子

中枢時計に同調したリズム

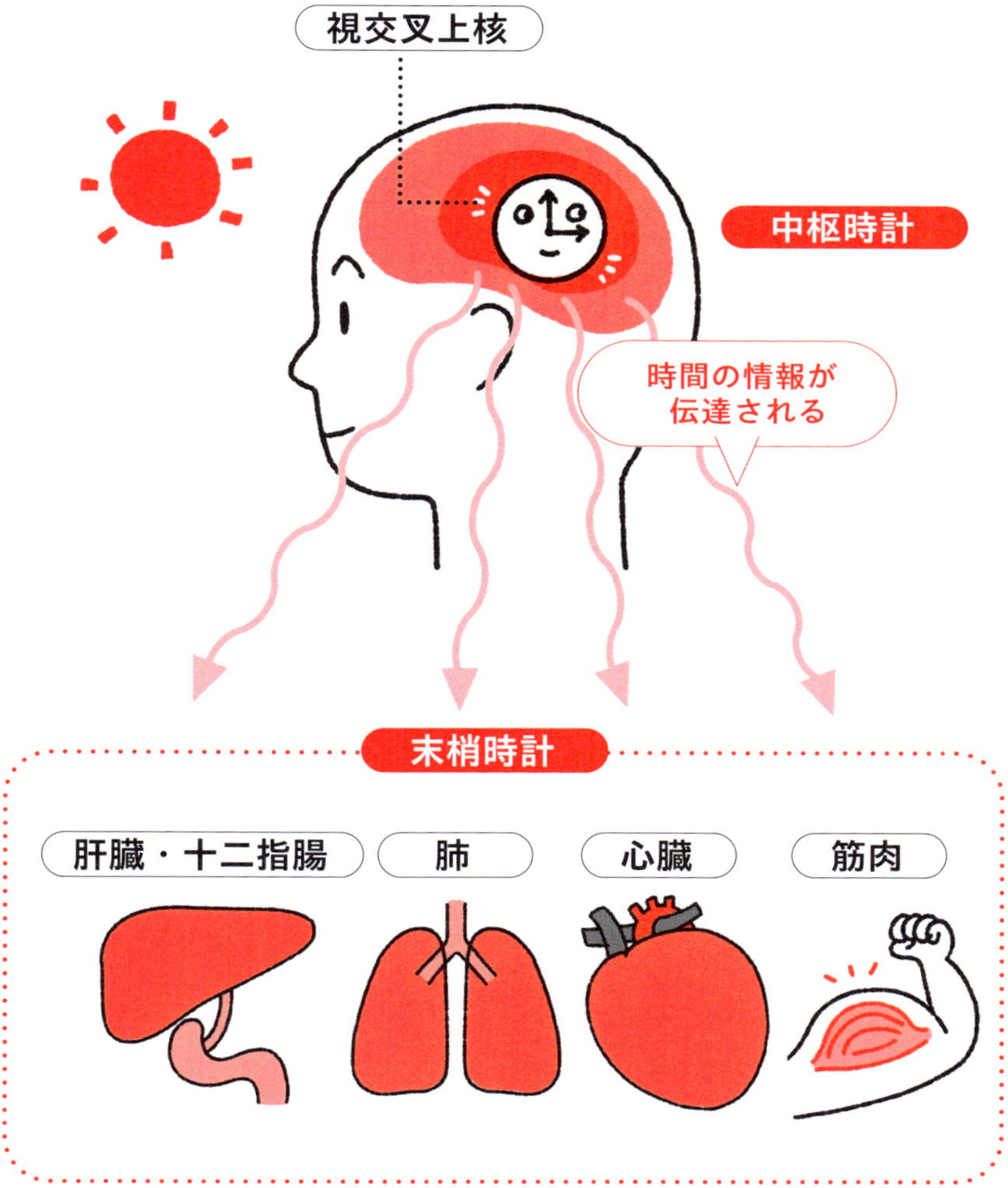

によって微妙に補正され、生体のリズムの周期を変化させて、日々の生活を可能にしているのです。

このような生体のリズムに影響を与える環境因子を「**同調因子**」と呼びます。同調因子の中で最も強力なものは、**光すなわち明暗環境**です。**光すなわち明暗環境は、中枢時計にとってはほぼ唯一の同調因子です。**

早朝から昼にかけて強い光を浴びると、中枢時計の**位相（時刻）**が早まり、遅れがリセットされ、ほぼ24時間に調整することができます。反対に夕方以降、深夜にかけて光を浴びると、中枢時計は位相が遅くなり、ますますずれが大きくなってしまいます。**中枢時計を地球の自転と同じほぼ24時間で動かし続けるためには、朝光を浴びることと、夕方以降は強い光を浴びないこと**が必要になるのです。

一方、末梢時計では、光の明暗環境だけでなく他の環境の影響も受けます。たとえば、**食事**や**身体活動**などです。

体温、心拍数、血圧、さまざまな内分泌・代謝ホルモン分泌などは中枢時計によって強く影響されながらも、その他の食事、身体活動などの外部環境の影響も受けて、24時間のリズムを作り出しています。

生体のリズムに影響を与える同調因子

中枢時計

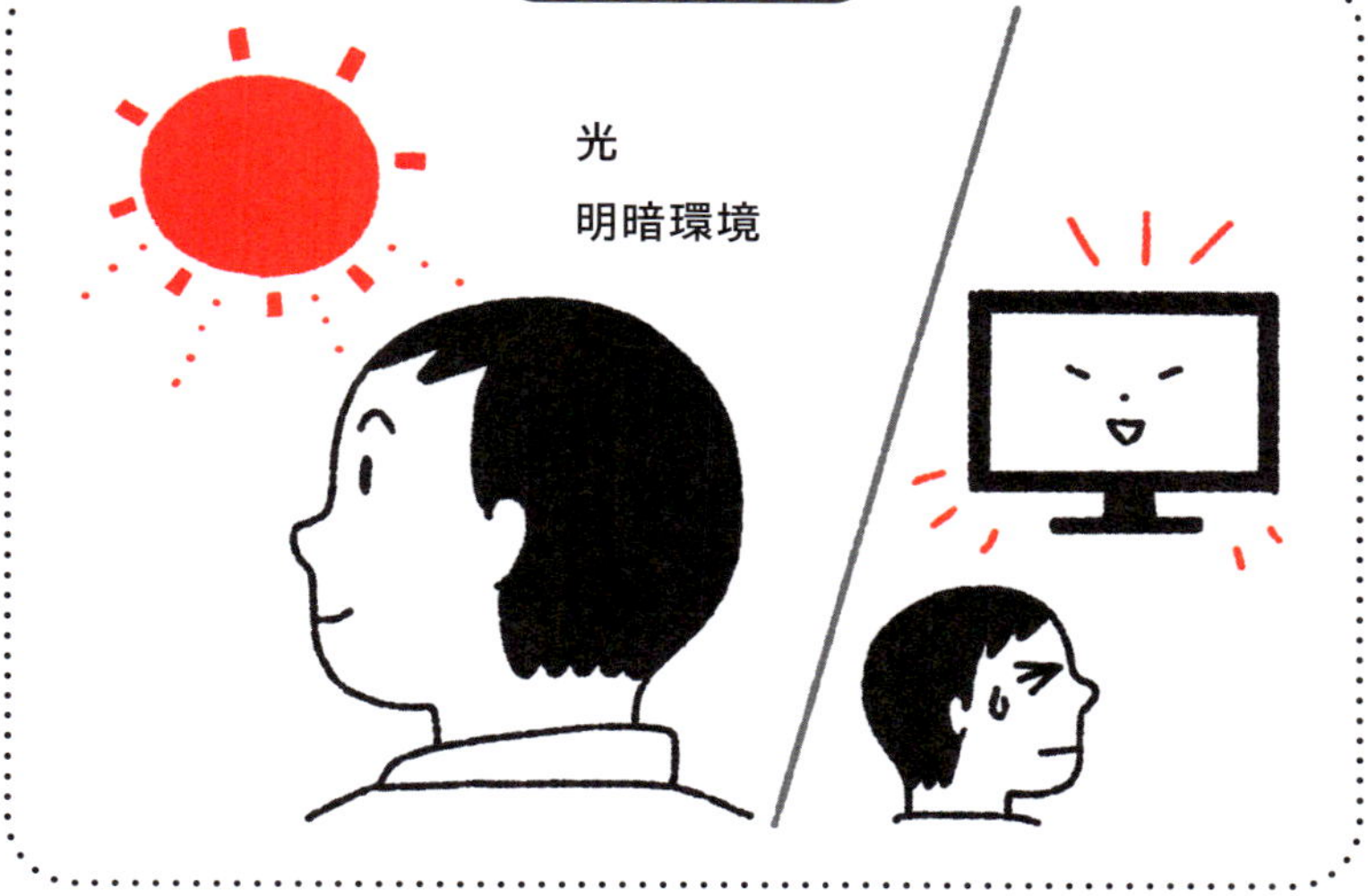

末梢時計

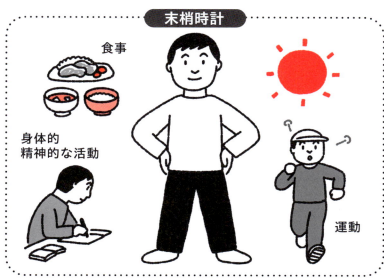

心拍のリズムを見てみよう

24時間リズムの代表として「心拍」のリズムがあります。

図2に健康なヒトの1日の心拍リズムを示します。実際の心拍を点線で示しますが、**朝から昼にかけて心拍数は高く、夜にかけて心拍数は低くなっています。**深夜、最も低くなり、翌朝にかけてまた高くなるというコサインカーブを描いていることがわかります。

この心拍数の増減は「自律神経活動（交感神経と副交感神経）」によって制御されています。自律神経のリズムも、中枢時計のリズムによって強く影響されます。実際の心拍数の増減は中枢時計のリズムを基盤としつつ食事、身体活動などの外部環境の影響を受け、24時間リズムを形成しています（図3）。

私たちも社会人として、昼働いて、夜眠るという仕事や活動をしていれば、中枢時計のリズムがそのまま反映されて、心拍のリズムもコサインカーブを描きます。

図2 代表的な心拍のリズム

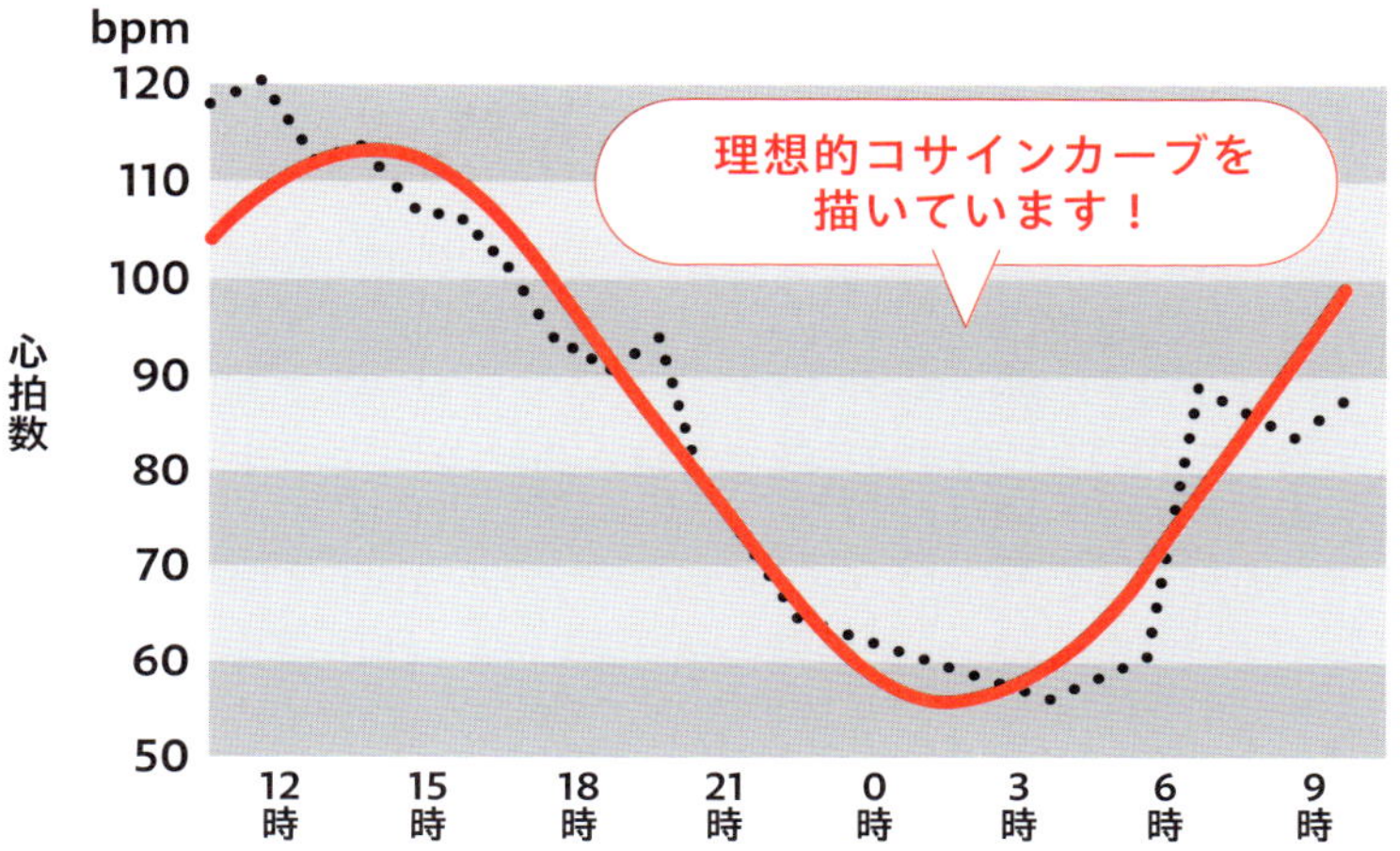

図3 健康な人の心拍リズムを構成する要素

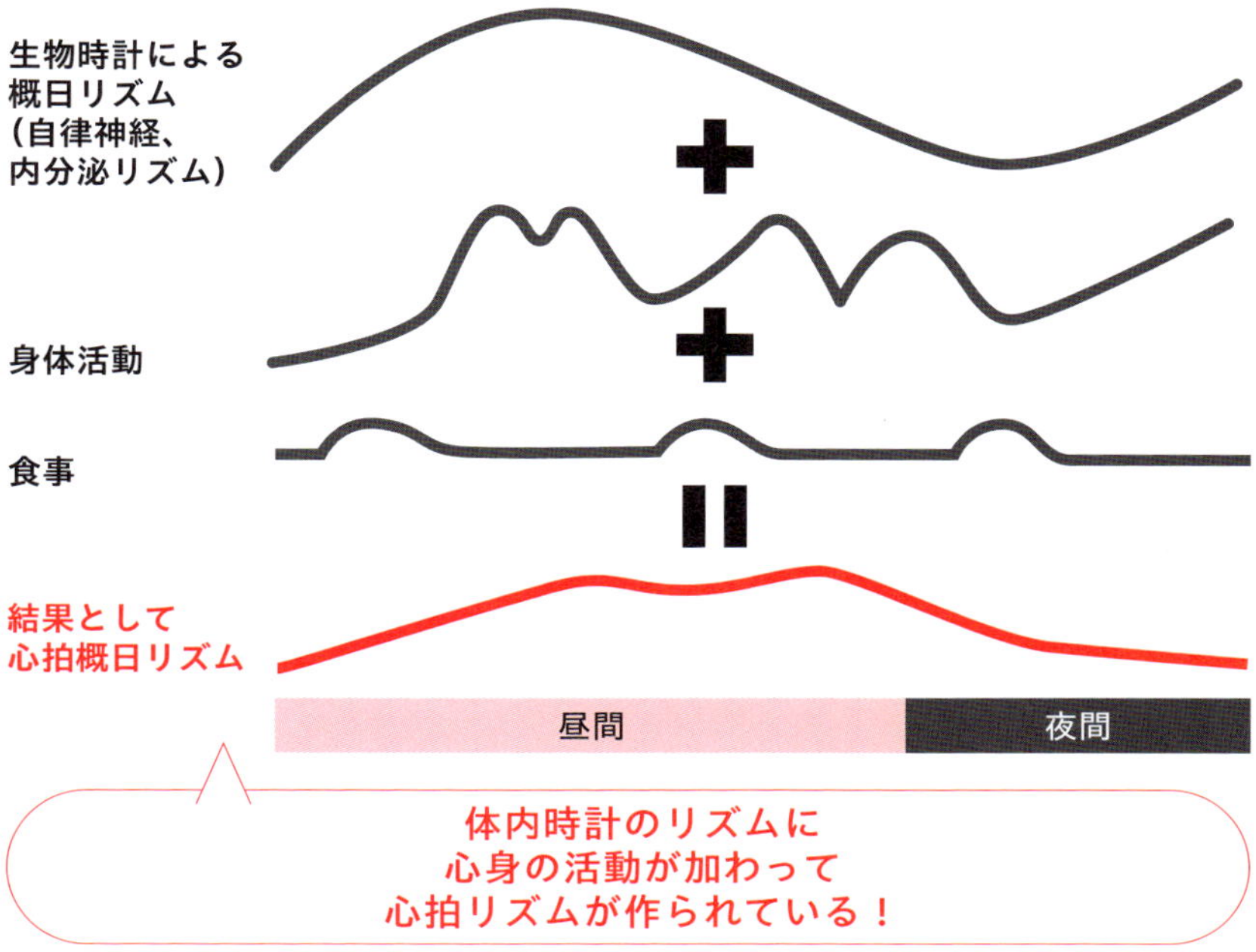

からだはリズムに支配されている

中枢時計が私たちのからだ全体の生理現象を統括していること、そして、心拍・体温・血圧などの生体にとって重要な生理現象はこの中枢時計にコントロールされた24時間の**概日リズム（サーカディアンリズム）**を持つコサインカーブを描くと伝えてきました。

このことはさまざまな生理現象が24時間周期のリズムを持つと同時にその生理現象が最も強くなる時間帯と、逆に最も弱くなる時間帯が存在することになります。たとえば、**心拍数や血圧は昼2時頃に最大となり、夜2時頃に最小となります。体温も同様に昼2時頃に最大となり、夜2時頃に最小となります。**

このように生理現象が時間帯によって変動するということは、**いろいろな病気が起こりやすい時間帯が存在する**ことにつながります。

特定の病気や現象が起こりやすい時間

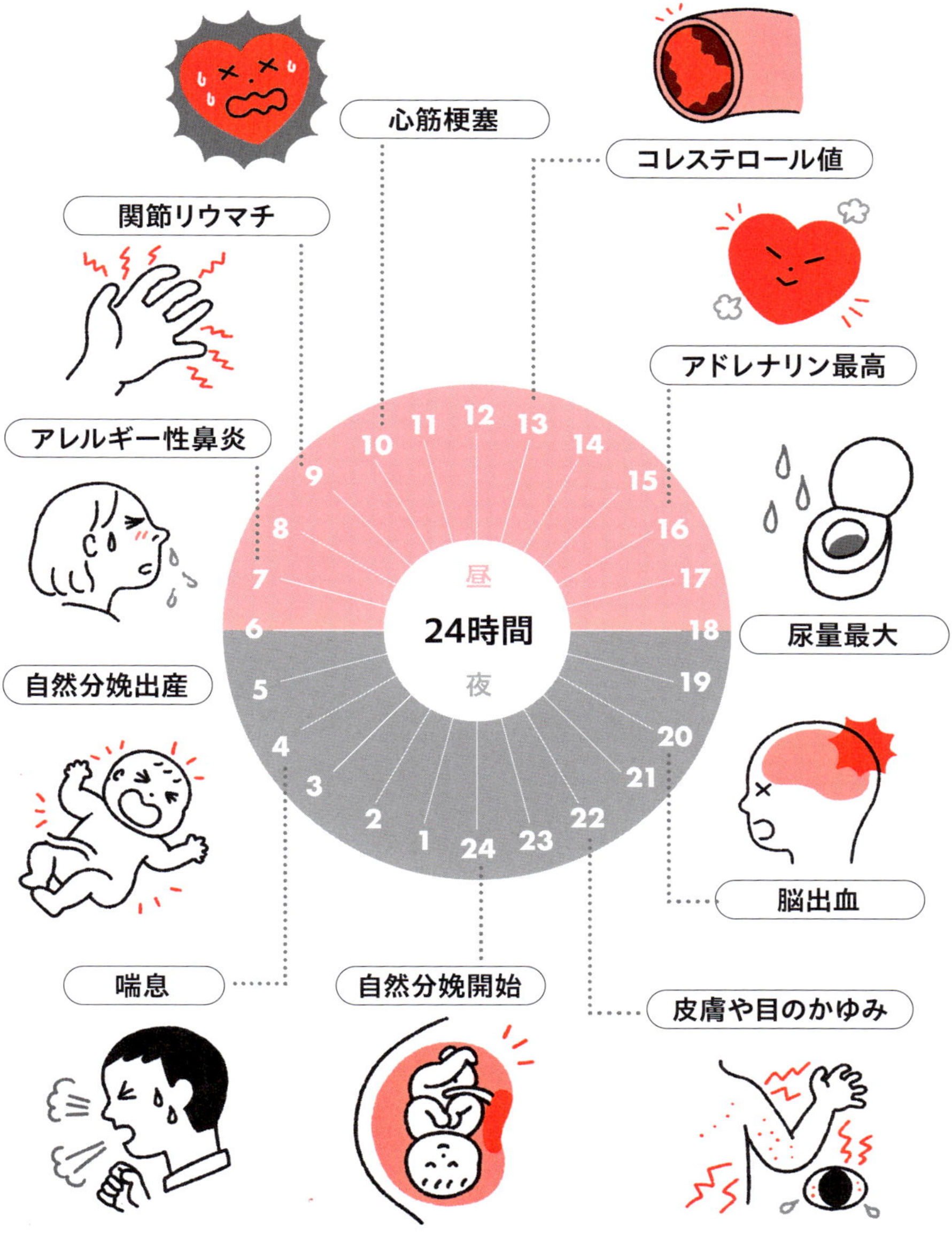

よく知られていることですが、喘息発作は夜間に起きやすいという特徴があります。これは副交感神経活動が高まる夜間に気管支が収縮しやすいことに関連しています。また、「寝る子は育つ」と言われていますが、これは成長を司る成長ホルモンが深夜1時頃に最大になる現象と関連しています。

心筋梗塞、脳梗塞は午前中が要注意

現在の社会で重要な疾患である**心筋梗塞、脳梗塞**は朝に多発することが知られています。

心筋梗塞の発症は午前中に多く、ピークは午前10時頃になります。その後、午後から急激に減少し、夕方から夜にかけて発症率は低くなります。

心筋梗塞が午前中に多く発症する原因については、いくつかの説が提唱されていますが、早朝から午前中に交感神経が活発になることにより心拍、血圧が上昇することが重要な原因と考えられています。

心拍、血圧は午前6時から10時にかけて上昇します。この上昇が心臓の負担となります。さらにこの時間帯には、血小板が凝集しやすくなり、血栓ができやすくなるこ

心筋梗塞、脳梗塞の起こりやすい時間帯

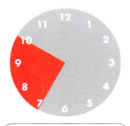

心拍数

午前7～10時は心臓が休みなく働いて心拍数が上昇するため、心臓の負担が増える

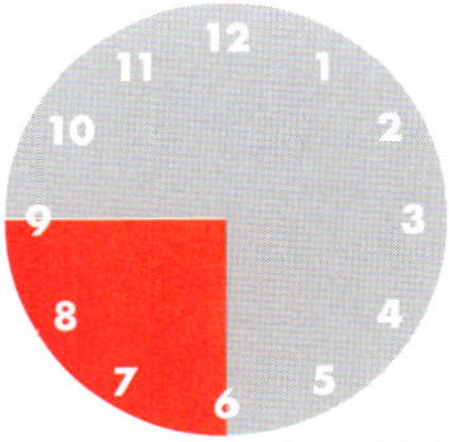

収縮期血圧

午前6～9時は心臓が全身に血液を送り出す血圧（収縮期血圧）が上昇するため心臓の負担が増える

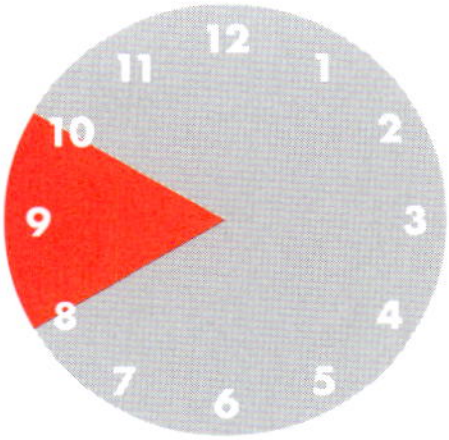

血栓のできやすさ

午前8～10時は血管を詰まらせる原因となる血栓ができやすくなる

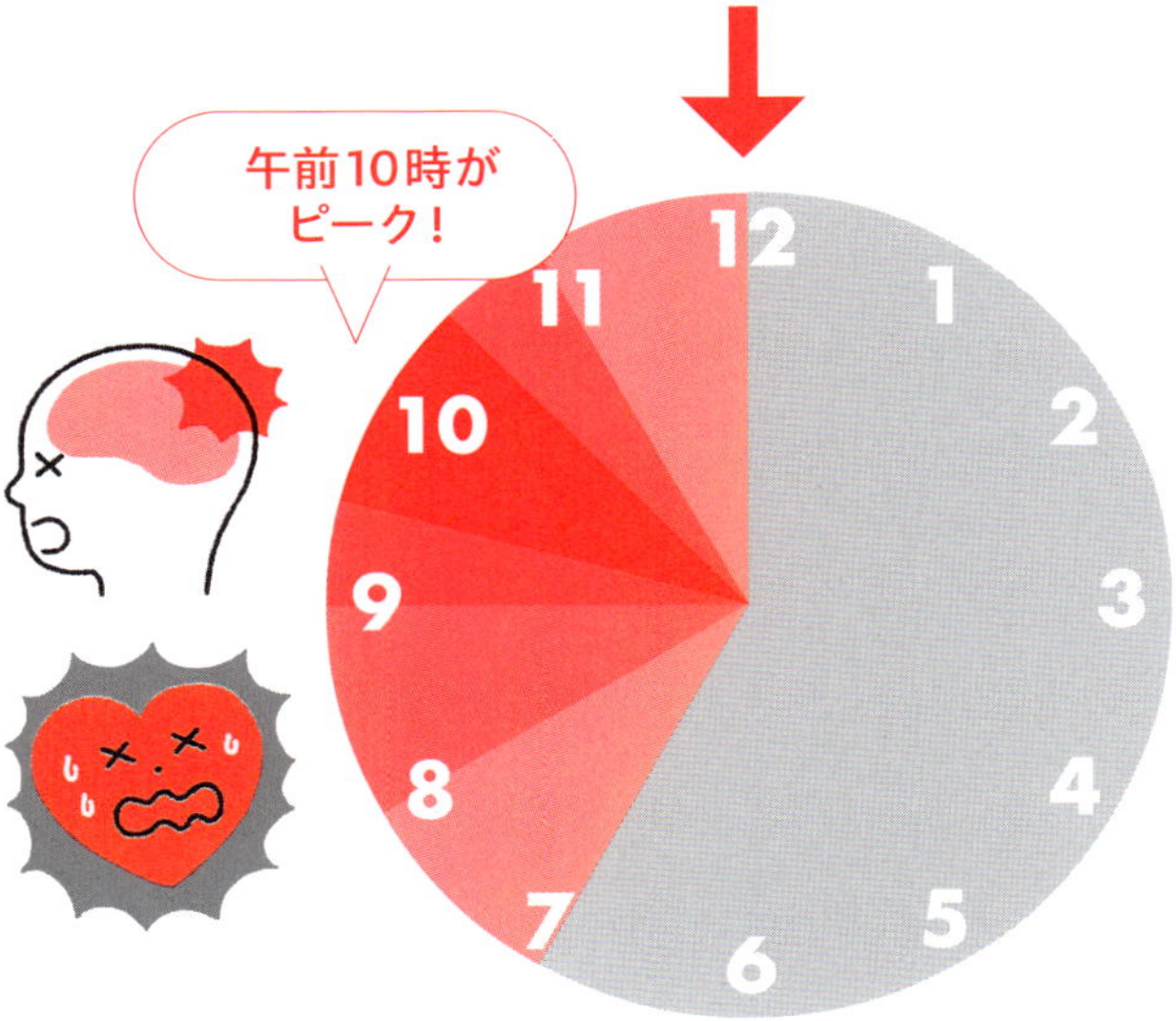

中枢時計のリズム（サーカディアンリズム）に従って「心拍数」「収縮期血圧」「血栓のできやすさ」がそれぞれ上昇した結果、午前中は心筋梗塞や脳梗塞が起きやすくなる

ともその一因になると考えられています。

つまり、心拍や血圧は、本来の中枢時計によって作られる概日リズム（サーカディアンリズム）に従って、夜から活動性が上昇する午前中に上昇し、夜間に低下するというリズムになり、そのことが心筋梗塞や脳梗塞が午前中に起こりやすい原因となっています。

このように体内時計の特徴を知ることにより、特定の疾患の起こりやすい時間帯、あるいは各時間帯による生理学的特性をつかむことが可能となり、健康維持のための一助にもなるのです。

2章
健康なコサインカーブのための昼と夜の役割

１章で述べてきたように、私たちの毎日のリズムは、脳の視交叉上核で作られる**概日リズム（サーカディアンリズム）**に従って、周期的に波打つようなコサインカーブを描いています。このリズムが自律神経を介して末梢の組織に伝達され、心拍、血圧、体温などのリズムを形成しています。心拍や血圧、体温のリズムも同じくコサインカーブの形をしています。

このコサインカーブが**毎日規則正しく視床下部で作られ、外の環境にあまり影響されずに末梢組織に伝わっていれば、心拍や血圧、体温などのリズムが保たれ、健康が維持される**と考えられます。

しかし、外の環境の影響で、中枢時計と末梢時計との間に大きな差が出てきてしまうと、さまざまな健康の問題が生じると考えられます。

昼と夜の生理的役割を知る

脳の視交叉上核にある**中枢時計**は、非常に強いシステムを持っていて、周囲の環境や刺激にも影響されずに、全身に時間情報を伝えています。つまり、中枢時計は光以外の外部の環境（食事、運動の時間）などによって24時間の概日リズム（サーカディアンリズム）はまったく影響されないのです。

一方で、肝臓や心臓などの**末梢時計**や**自律神経**は、中枢時計と異なり、食事や運動といった外部の環境に大きく影響されます。

つまり、**外部環境の状態によっては、中枢時計と末梢時計あるいは自律神経のリズムが大きく乖離することになります。**

これが現在の健康障害をもたらす大きな原因の1つになっていると考えられます。

ヒトは**昼行性**であり、朝、太陽が昇ると活動し始め、昼は活動し、夜間は休む生活を行います。この行動は朝から昼にかけて上昇し、昼にピークを迎え、その後は減少して、夜が最低となる**時計遺伝子のコサインカーブ**を反映しています。

昼活動し、夜休むという昼行性の特徴と一致した生活をしていれば、各臓器の末梢時計や自律神経は、中枢時計とほぼ同様のコサインカーブを示します。

この行動が崩れたとき、すなわち**昼の活動量が減少し、夜遅くに食事し、夜に十分に休まない生活になった場合、末梢時計や自律神経と、中枢時計のリズムが乖離し、健康障害につながる**と考えられます。

健康を維持するための大原則を示します。健康を維持するためには昼と夜の生理的役割を守ることが重要です。

昼は覚醒し、活動し、そして食事を摂る時間である
夜は安静にし、絶食して、そして眠る時間である

この大原則を守ることが健康を維持するために最も重要なことなのです。大原則が守られる限り、末梢時計あるいは自律神経の描くコサインカーブは大きく崩れることはありません。

でも残念なことに、現代はいとも簡単に末梢時計や自律神経のコサインカーブが崩壊してしまう環境になってしまっています。

昼と夜・睡眠と覚醒・摂食と空腹の重要性

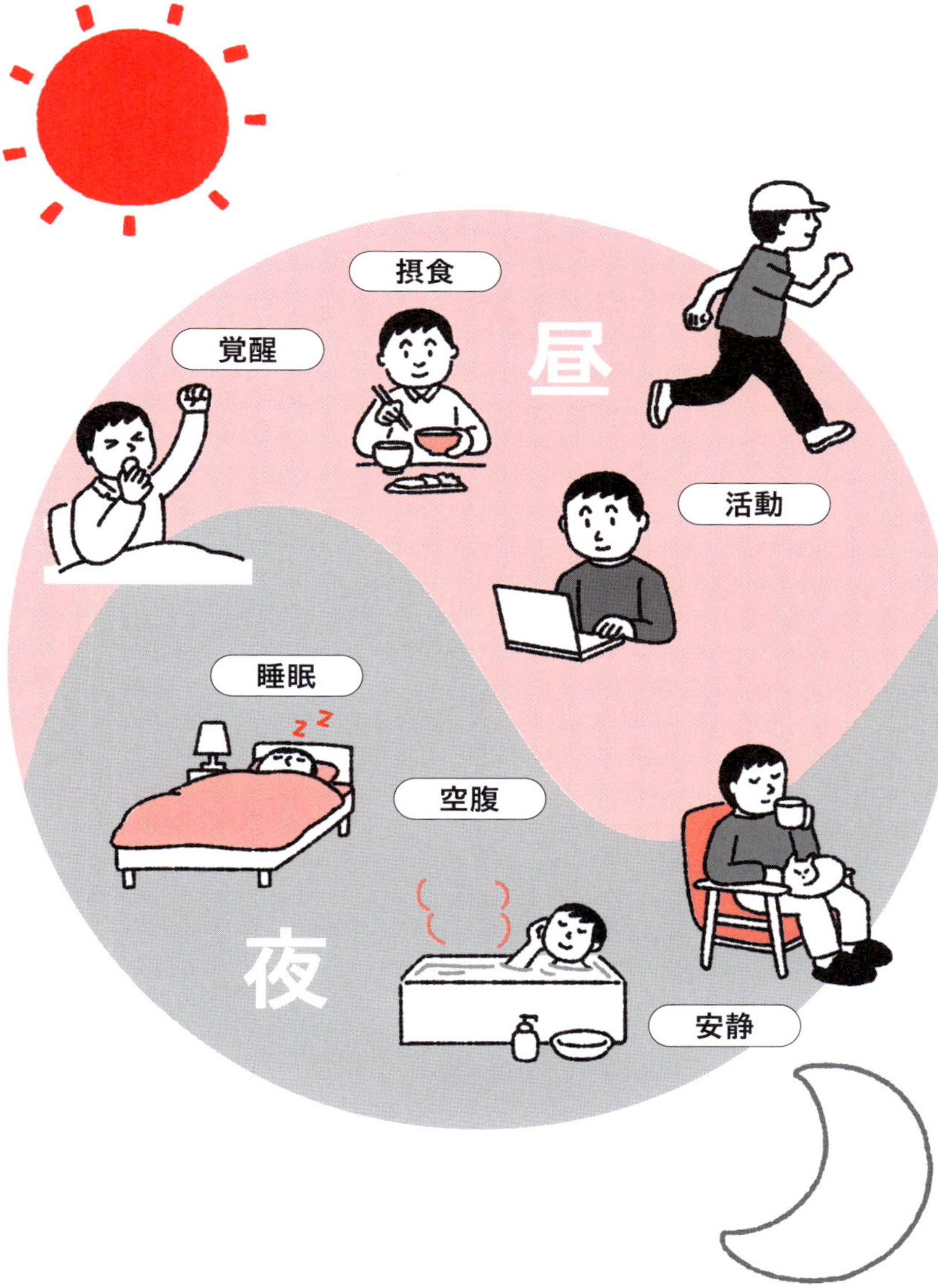

お日様が生活リズムを作る

中枢時計の概日リズム（サーカディアンリズム）と一致したコサインカーブを描き、昼と夜の生理的な役割を尊重した生活をするにはどうしたらよいのでしょうか。

実は、私たちは江戸時代まではそのような生活をしていました。江戸時代の時刻制度では**日の出と日没を基準とする不定時法**が使われていました。

江戸時代の生活では明け六つ（日の出のおよそ30分前）から仕事が始まり、暮れ六つ（日没のおよそ30分後）までには仕事は終了していました。

日没以降の代表的な照明器具は、行燈（あんどん）しかありませんでした。行燈の明るさはろうそくの半分程度の照度ですから、**江戸時代の夜は闇に近く、労働はもちろん移動することも難しかったと考えられます。**庶民の食事は、明け六つ、昼、暮れ六つに摂り、その後はほとんど食べなかったと考えられます。

江戸の時刻制度「不定時法」

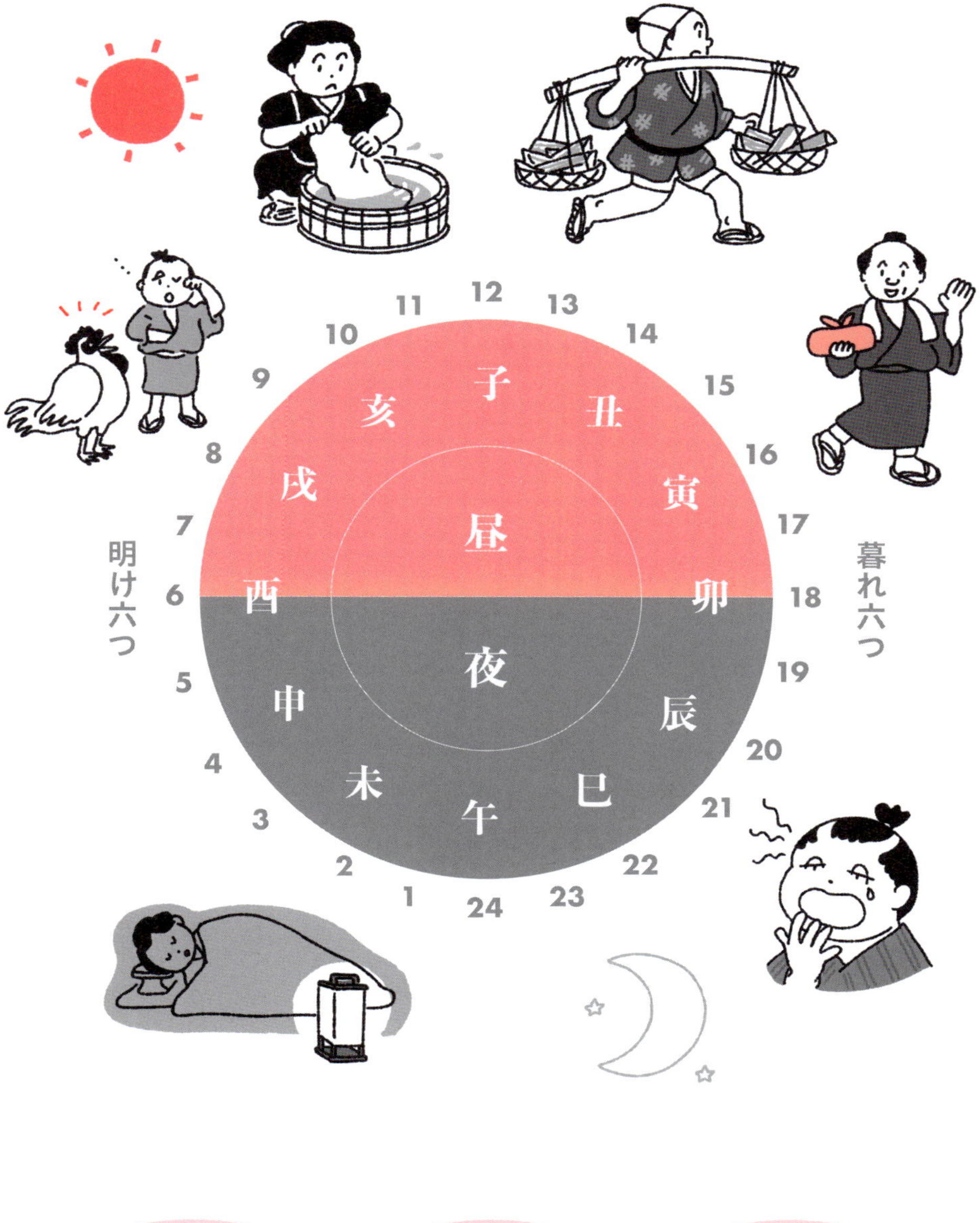

江戸時代の人々は、朝日が昇るとともに働き、太陽が沈むとほぼ闇のような世界で静かにからだを休ませるという生活をしてきました。その世界ではまさに**昼は覚醒し、活動（労働）し、摂食する、そして夜は安静にし、絶食して、そして眠るという、昼と夜の生理的特徴を尊重した生活が繰り返されてきたのです。**

もちろん当時の栄養、衛生、医療状況などは現代と比べることができないくらい悪く、**平均寿命**は短かったです。しかし、生活リズムという観点からは合理的な生活をしていたと思われます。

その後、電気、照明等の発展により生活環境は一変しました。現代では闇のような夜はなくなり、夜でも都市では不夜城のような明るさに満ちあふれ、24時間社会を作り出しています。**夜が明るいことは経済的発展、社会的安全などに役立ちますが、新たな健康障害も引き起こしています。**

夜の太陽が支配する現代の大問題

現在、わが国をはじめとした先進国においては電気技術や照明設備の発達により、江戸時代のような昼と夜の違いがなくなり、24時間社会が形成されつつあります。24時間社会では、従来は休息や睡眠のための時間であった夜に活動や仕事、食事することが可能となりました。その結果、夜遅くまで労働を行ういわゆる**長時間労働**、そして**夜勤・交代勤務**が広く行われるようになりました。

長時間労働は以前から社会問題となっており、さまざまな健康障害の原因となることが報告されています。長時間労働と関連する健康問題として脳・心臓疾患（過労死を含む）、**精神疾患・自殺**、その他の**過労性健康障害**（たとえば胃十二指腸潰瘍、過敏性大腸炎、月経障害など）、事故などが明らかにされています。この中でも脳・心臓疾患および精神疾患・自殺は代表的な健康障害です。

さらに先進国においては**夜勤・交代勤務に就労する人口が20〜30%を上回る**とされており、夜勤・交代勤務の弊害は重要な社会問題と考えられます。事実、夜勤・交代勤務が健康にさまざまな障害をもたらすことは広く知られており、夜勤・交代勤務従事者は**循環器疾患**や**がん**の発症頻度が増えると報告されています。

また夜勤・交代勤務従事者は睡眠障害を訴える比率が高いことも明らかにされています。この原因として、夜勤・交代勤務に従事することによる**サーカディアンリズムの乱れが指摘され、睡眠の質、疲労回復効果が低下し、健康障害につながる**と考えられています。

夜間・交代勤務を行う日も彼らの中枢時計はいつもと同じコサインカーブを描きます。その一方で、自律神経や末梢時計は、通常は働くことのない夜に働き、昼に休むという不規則な活動をすることになります。

夜勤・交代勤務従事者のサーカディアンリズムの乱れがどのようなものか、次からの項で詳しく解説します。

心拍リズムからわかるリアルな生活のリズム

筆者は心拍の24時間の変動（**心拍リズム**）を用いて、独自に中枢リズムと実際の心拍リズムのずれを評価する研究に取り組んできました。

心拍リズムは強固な**中枢時計**が基盤となりますが、そこにからだや心の活動といった個人の意思による行動の影響を受けます。そのため、心拍リズムは中枢時計による概日リズム（サーカディアンリズム）と実際のその人の生活の状態が加味された生体リズムということができます。

つまり、**心拍のリズムを調べることで、その人の生活のリズムがどれだけ生体本来のリズムと合致しているかを知ることができるのです。**

この心拍リズムから実際の生活の影響を評価するために「**周《しゅう》期《き》回《かい》帰《き》分析《ぶんせき》**」を用いた分析をしています（図1）。

黒い線で示した実際の心拍（数）と、赤い線で示した最小二乗法で近似したコサインカーブとの一致の度合いを「**重《じゅう》寄《き》与《よ》率《りつ》（コサインカーブとの一致率）**」として算出

図1　周期回帰分析

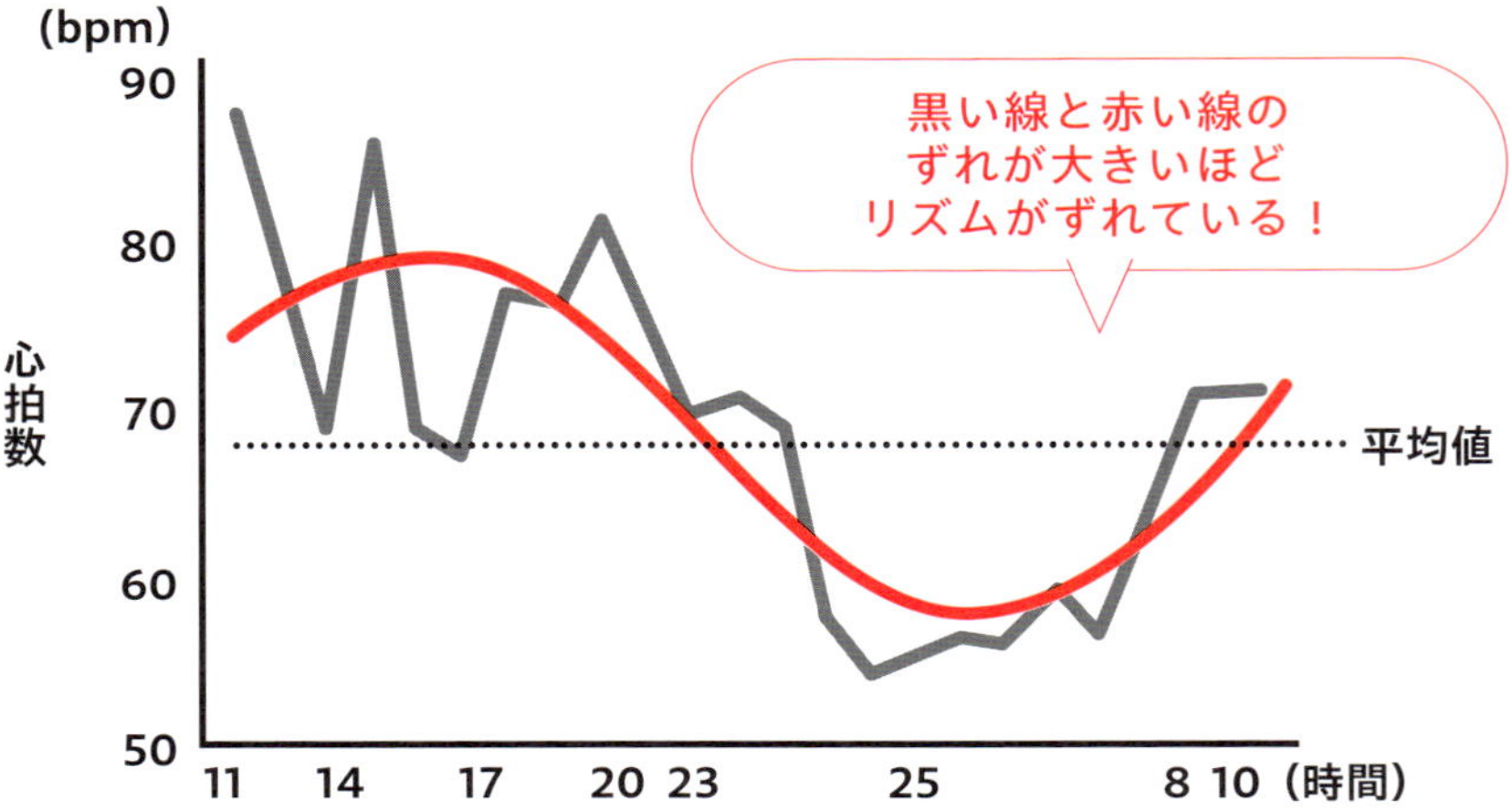

します。この重寄与率は黒い線で示す実際の心拍が、どれほどコサインカーブに一致するかを示すものです。

重寄与率が高ければ、中枢時計の示すコサインカーブに沿った生活をしていると考えられます。反対に、重寄与率が低ければ中枢時計の示すコサインカーブと不一致な生活をしていると考えられます。

このように重寄与率を測定することによりその人の生活リズムが中枢時計のリズムとどれだけ一致しているかということ、すなわち**その人の生体リズムと生活リズムのずれ**を大まかに把握することができると考えられます。

リズムの乱れは3パターン

重寄与率を算出した後、得られたコサインカーブをさらに分析してみました。そして、コサインカーブの3つの特徴である、「平均値」「振幅」「位相」を算出し、心拍リズムの総合評価を行います。

図2に代表的なリズムの乱れを示します。リズムだけではなく、波としての特徴も考慮すると、「**リズムの崩壊**」「**振幅の低下**」「**位相のシフト**」などが代表的な乱れと考えられています。図の横軸は時間、縦軸は心拍数です。

「**リズムの崩壊**」とは、リズムの乱れの中でも最も激しい乱れです。心拍数のリズムがもはやコサインカーブとは認識できないカーブになっています。

「**振幅の低下**」では、心拍数のリズムはコサインカーブを保っているものの、心拍数の振れ幅（揺れ）が極端に低下するカーブを描いています。

上の2つと比べて少し理解しにくいのは「**位相のシフト**」です。心拍数のリズムはコサインカーブを示すものの、ある日のコサインカーブと別の日のコサインカーブの

図2　代表的なリズムの乱れ

リズムの乱れは3パターン

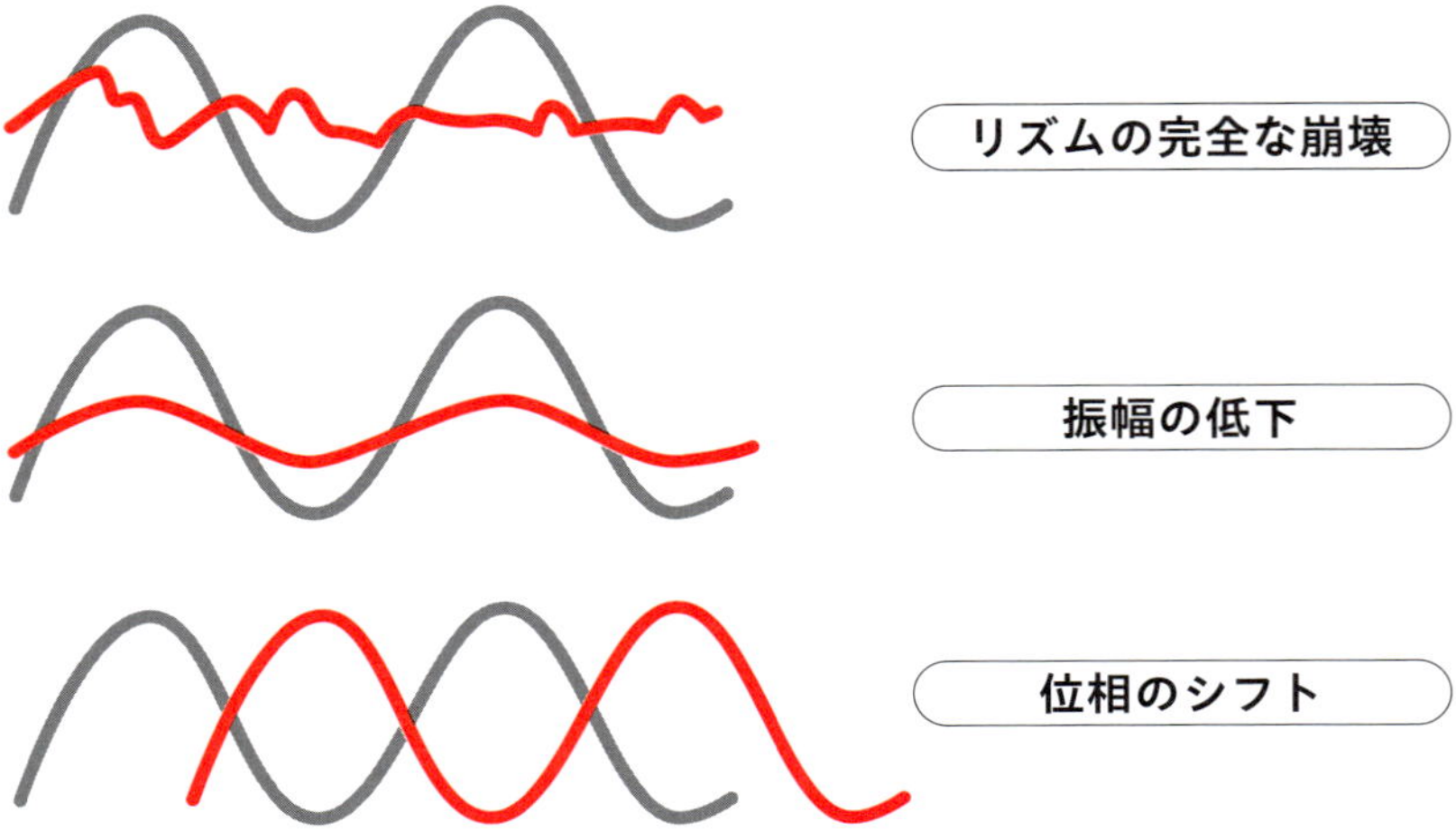

心拍数の最大となる時間（これが位相となります）がずれています。つまり、ある日の心拍数のリズムと、別の日の心拍数のリズムが横にずれる（時間がずれる）現象を指します。

この心拍リズムの3つの乱れ、すなわちリズムの崩壊、振幅の低下、位相のシフトによる健康への影響については、この後の項目で具体的に述べることにします。ただ実際にはこの3つのような大きな乱れを描くわけではなく、小さな変化でも健康に関与する変化もありますので、実生活でどのように注意すべきかも示していきます。

リズムの崩壊
―夜勤・交代勤務者の心拍リズム

筆者は心拍リズムについて、**夜勤・交代勤務**に従事する看護師11名に2週間ホルター心電図を装着して生活してもらい、夜勤、夜勤明けなどを含む心拍リズムを測定しました。図3は、通常勤務である**日勤**のときの心拍数の24時間の変化と、**夜勤**のときの24時間の変化を示します。

まず、日勤時の心拍数の変化を見てみましょう。実際の心拍数の24時間の推移は実線（赤）で示します。午後12時前後に心拍数は最も高くなり、その後心拍数は低下し、午前3時前後に心拍数は最も低くなっています。

この実際の心拍数の24時間推移を最小二乗法という手法を用いてコサインカーブにしたものが点線で描かれた曲線です。実線（赤）で示された実際の心拍数の24時間の推移と点線で示された**コサインカーブの一致率は91％と高く、実際の心拍数の24時間の推移はコサインカーブを描いている**と考えられます。

夜勤時には生体リズムが明らかに崩れる

一方、夜勤のときの実線（赤）で示される心拍数の24時間の変化は、午後2時に少し高くなり、その後午後8時にも高くなっています。夜勤勤務時の仮眠中の午前0時に低下するものの、勤務に戻る午前2時には再度高くなるというジグザグの変化を示しています。

実線（赤）で表された実際の心拍数の24時間推移と、点線のコサインカーブとの一致率は37%と極めて低くなり、もはやコサインカーブとは認められない曲線になっています。

すなわち、**日勤勤務のときには本来中枢時計が作り出すコサインカーブと似た形で心拍数が推移するのに比べて、夜勤のときには中枢時計が作り出すコサインカーブとはまったく異なった形で心拍数は変動している**ことがわかります。

われわれが検討した11例において日勤時にはコサインカーブとの一致率が平均69%と高く、夜勤時には40%と明らかに一致率が低下していました。夜勤時には本来の中枢時計が作り出す24時間リズムが壊れてしまっていると考えられます。

図3　日勤と夜勤の心拍リズムの違い

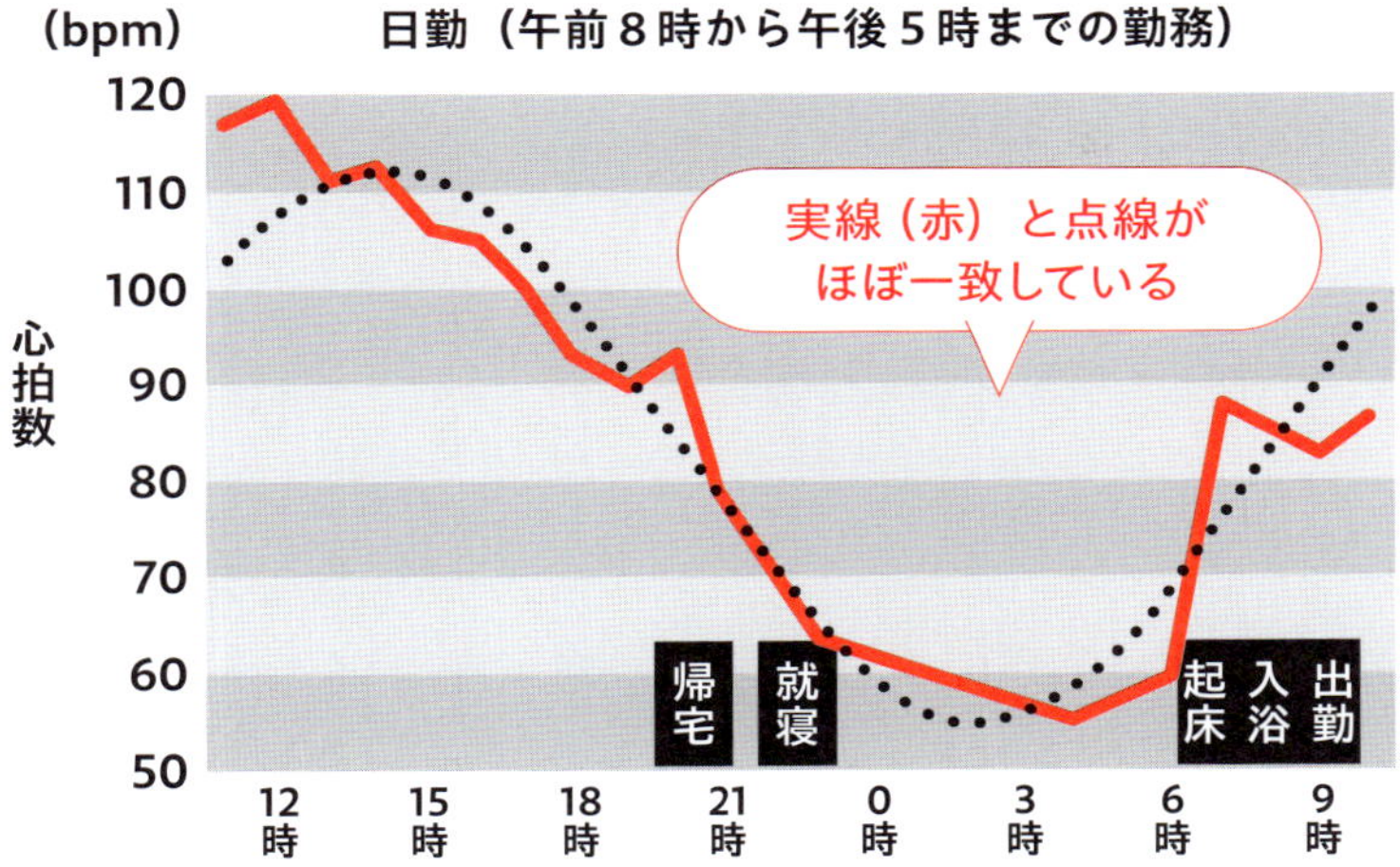

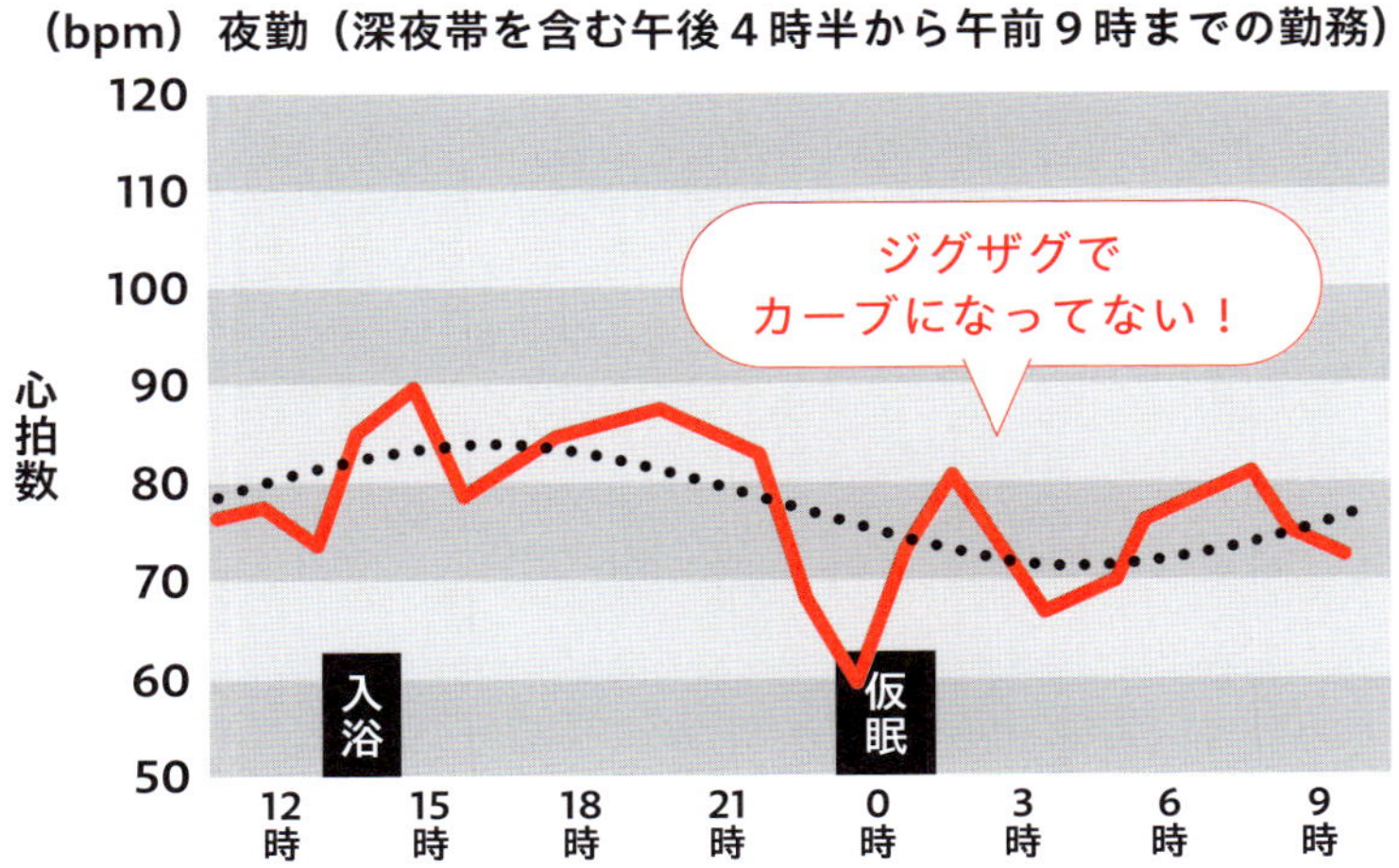

一度乱れたリズムは回復しづらい状態が続く

興味深いことに、夜勤の心拍リズムへの影響は夜勤当日のみならず、夜勤明け、**夜勤明け**翌日まで持続することがわかっています。

夜勤明け、夜勤明け翌日には、日勤と比べて**位相のずれ**は回復するものの、重寄与率（コサインカーブとの一致率）や振幅などは低い状態が続きます。そのため、**夜勤の影響は夜勤後も数日は持続することが明らかです。**

そしてこのような生活が長年続くと、さまざまな疾患を引き起こすことも十分に考えられます。

このように、昼と夜が逆転した生活や不規則な生活は本来のコサインカーブを描く健康的なリズムからはほど遠くなります。

健康を守るには、昼と夜の生理的役割の大原則を理解し、実践することが大切です。

3章
リズムのずれが原因の心とからだの不調

リズムのずれと睡眠不足

日本人の40％が睡眠時間6時間未満

次に心拍リズムの第2の異常として**位相のシフト**について考えます。位相のシフトを考える際に大切な点があります。それは**睡眠**です。そこで、この章では睡眠からお話しすることにします。

睡眠時間と健康との関連についての研究は多数あり、たとえば睡眠時間と脳・心臓疾患の発症または死亡との関係については、多くの文献で**6時間未満（または以下）の睡眠**との間に有意な関連があると報告しています。

睡眠時間と**メンタルヘルス不調**にも密接な関係があり、睡眠時間の減少はメンタル不調者の発生頻度を高め、メンタルヘルスを保持するためには6時間以上の睡眠の確保が望ましいと報告されています。

これらの結果を踏まえると**脳・心臓疾患の発症を防ぎ、メンタルヘルスを保持するためには6時間以上の睡眠を確保することが必要**と考えられます。

世界と比較したとき、日本人は睡眠時間の短い国民であると報告されています。実際「国民健康・栄養調査２０１７」では、実に**男性36・1%、女性42・1%の人の睡眠時間が6時間未満と報告されています。**

「働き方改革」が２０１９年４月から施行され、残業時間が減少傾向にあるとしても、わが国はまだまだ睡眠不足傾向が強いと考えられ、今後も社会全体で睡眠不足を解消することを目指していく必要があると思われます。

歳をとると睡眠時間はさらに短くなる

さてここまでの説明から睡眠時間について6時間確保できていれば、脳・心臓疾患あるいはメンタルヘルスの観点から最低限の睡眠時間が確保できているという印象を持たれると思いますが、ここにも１つの問題があります。

次のページに年齢と睡眠時間との関係を示します。**睡眠時間は歳をとるとともに減少していくのです。**

10代では9時間程度の睡眠時間が必要で、20代では8時間弱、30~50歳くらいまでは7時間、50歳以降は6時間の睡眠時間になります。もちろん睡眠時間には個人差が

年齢と睡眠時間

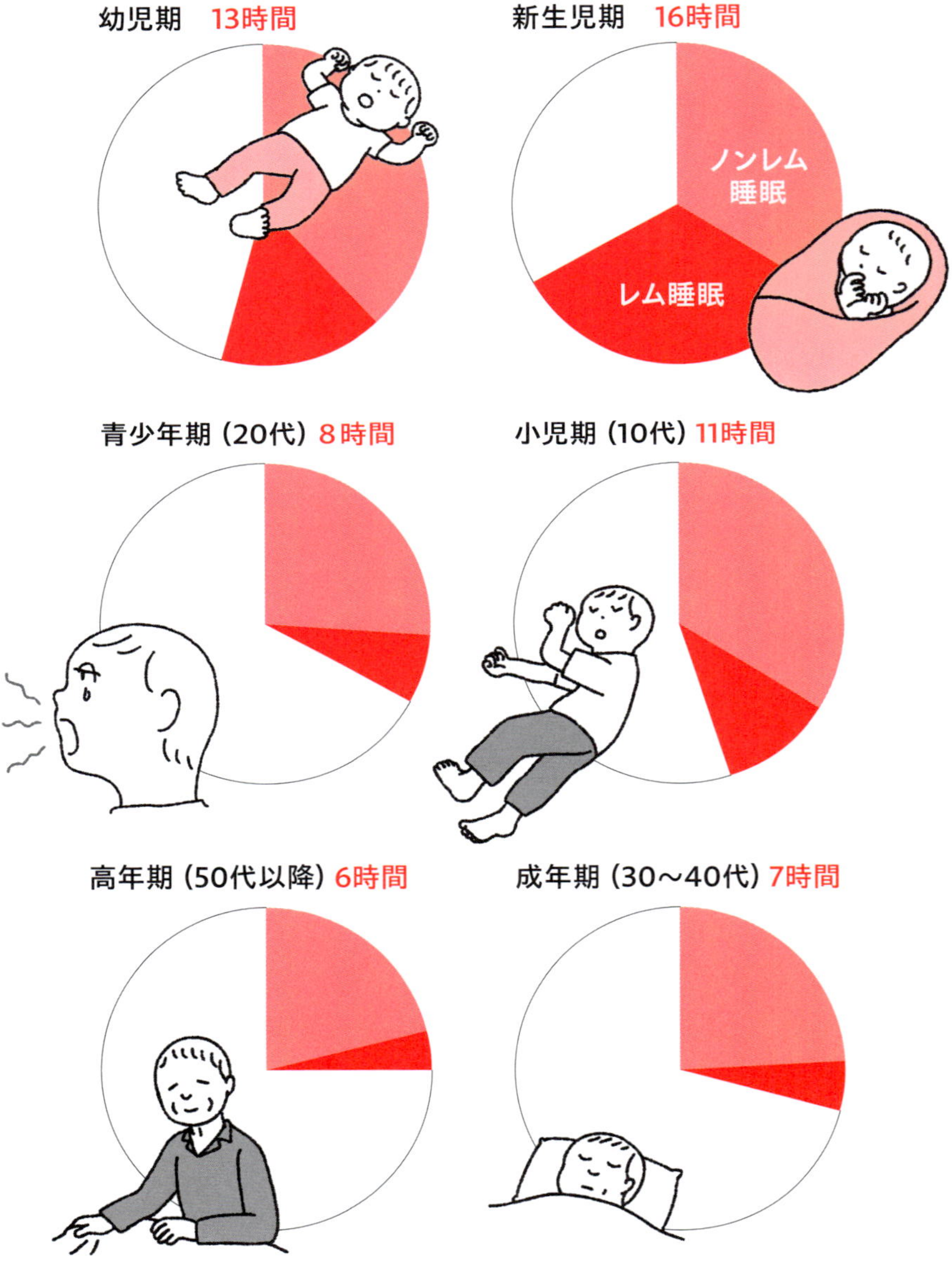
幼児期　13時間
新生児期　16時間
ノンレム睡眠
レム睡眠
青少年期（20代）8時間
小児期（10代）11時間
高年期（50代以降）6時間
成年期（30〜40代）7時間

ありますが、大体はこのような傾向を示します。

レム睡眠は新生児では50％の比率を占め、一生の中で最大の比率です。成長と共にノンレム睡眠が増加するため、3～5歳ごろにはレム睡眠の比率は20％くらいに減少します。その後、レム睡眠の比率は20％前後で推移し、老年期に入ると若干減少します。睡眠時間とその中身は年齢とともに変化していくので、必要な睡眠時間も画一的なものでなく、あくまで年齢に応じて考える必要があります。

毎日6時間の睡眠が確保されていると言っても、それは60歳の人にとってはある程度十分かもしれませんが、20代の若者にとっては決して十分な時間とは言えません。**日本のように睡眠時間の短い国では若者に睡眠不足の影響が強く出る可能性があります。**生体の概日リズム（サーカディアンリズム）の観点からも、長時間労働は労働者に悪影響を与えます。それが次にお話しする**ソーシャルジェットラグ（社会的時差ぼけ、social jetlag）**です。

位相のシフト――ソーシャルジェットラグとは

朝型と夜型に分かれるクロノタイプ

クロノタイプという言葉があります。これは個人の固有の生体内概日リズム（サーカディアンリズム）を示し、一般的には「朝型・夜型」と呼ばれるものです。

朝型の人は日の出頃に目覚め、早い時間帯に活動し、夜は早々と眠るのに対して、夜型の人は日が高くなってから起床し、夕方から夜になってから調子が出始め、深夜遅くに就寝するという特徴があります。

このクロノタイプは各個人によって異なりますが、**一般的には若いときは夜型であり、歳をとるにつれ朝型に変化していきます。**

睡眠時間およびクロノタイプの両方の観点から見ると、若い勤労者と中高年の勤労者ではまったく異なる特徴を持っていることがわかります。すなわち若い勤労者では夜型傾向があり、かつ長い睡眠時間が必要です。

一方、中高年の勤労者は朝型傾向であり、睡眠時間は若い勤労者よりも比較的短いという違いが浮かび上がってきます。

若い勤労者において夜型傾向があり、長い睡眠時間が必要であるという特徴が、長時間労働による睡眠不足の環境下で1つの健康問題をもたらすことになります。それが**ソーシャルジェットラグ（社会的時差ぼけ）**です。

平日と休日のリズムのずれで時差ぼけ状態になる

ソーシャルジェットラグは一般社会の中で求められる生活時間と個人の体内時計が慢性的にずれてしまっている状態で、そのせいで体調不良や覚醒・睡眠障害が生じることと定義されます。

図1にソーシャルジェットラグの若い勤労者の典型例を示します。図を見て明らかなように、平日の就業日の就寝時刻は大体0時前後で起床時刻はほぼ正確に6時になっています（**睡眠時間**は6時間、就寝時刻と起床時刻の中間の時刻である**睡眠中央時刻**は午前3時）。起床時刻が午前6時に固定されているのは会社の始業時間に合わせるためでしょう。

一方、週末の休日の就寝時刻は午前2時前後で翌朝の起床時刻は午前10時前後に

図１　ソーシャルジェットラグの典型例

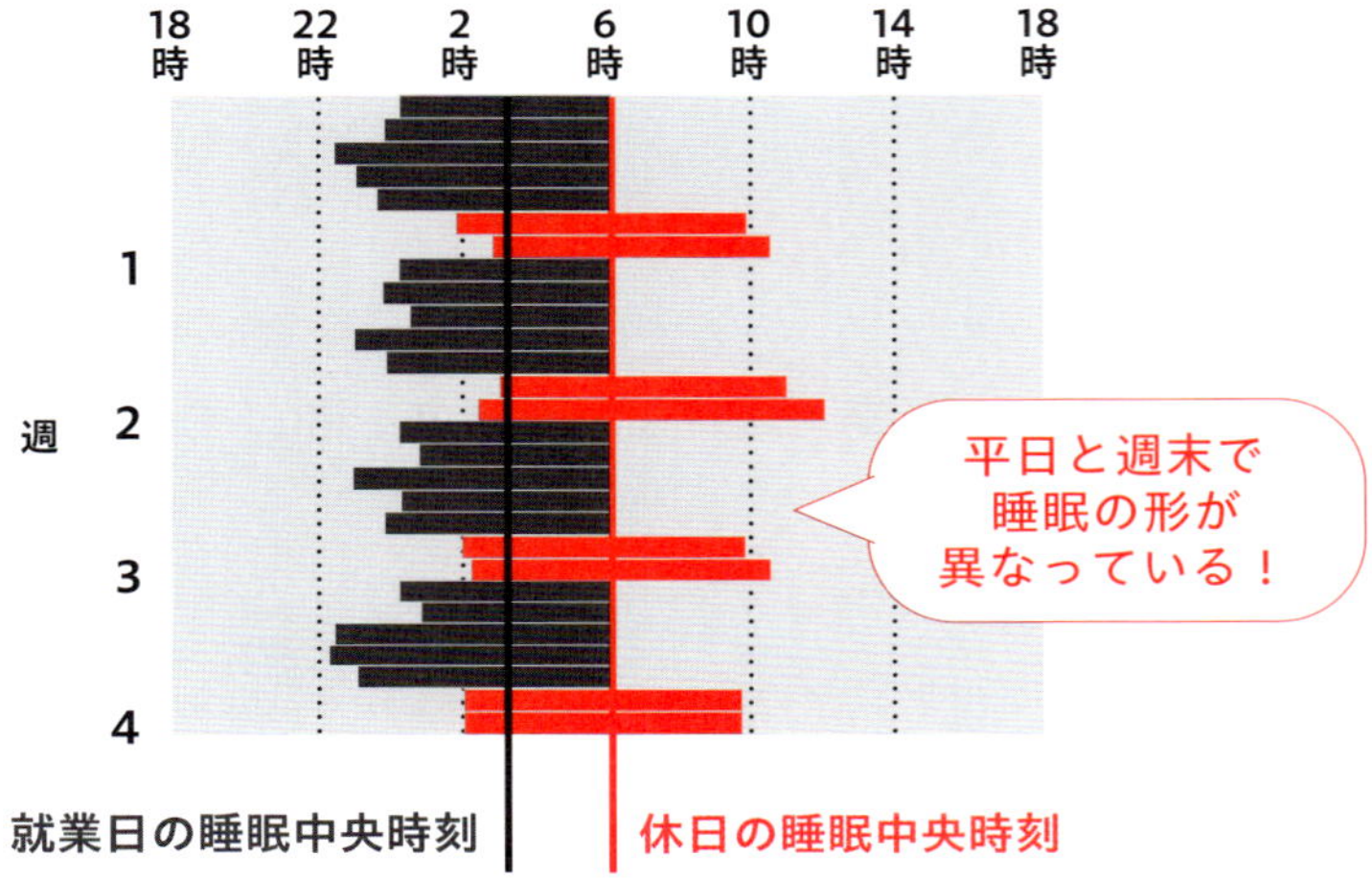

図２　ソーシャルジェットラグを有する者の心拍コサインカーブ

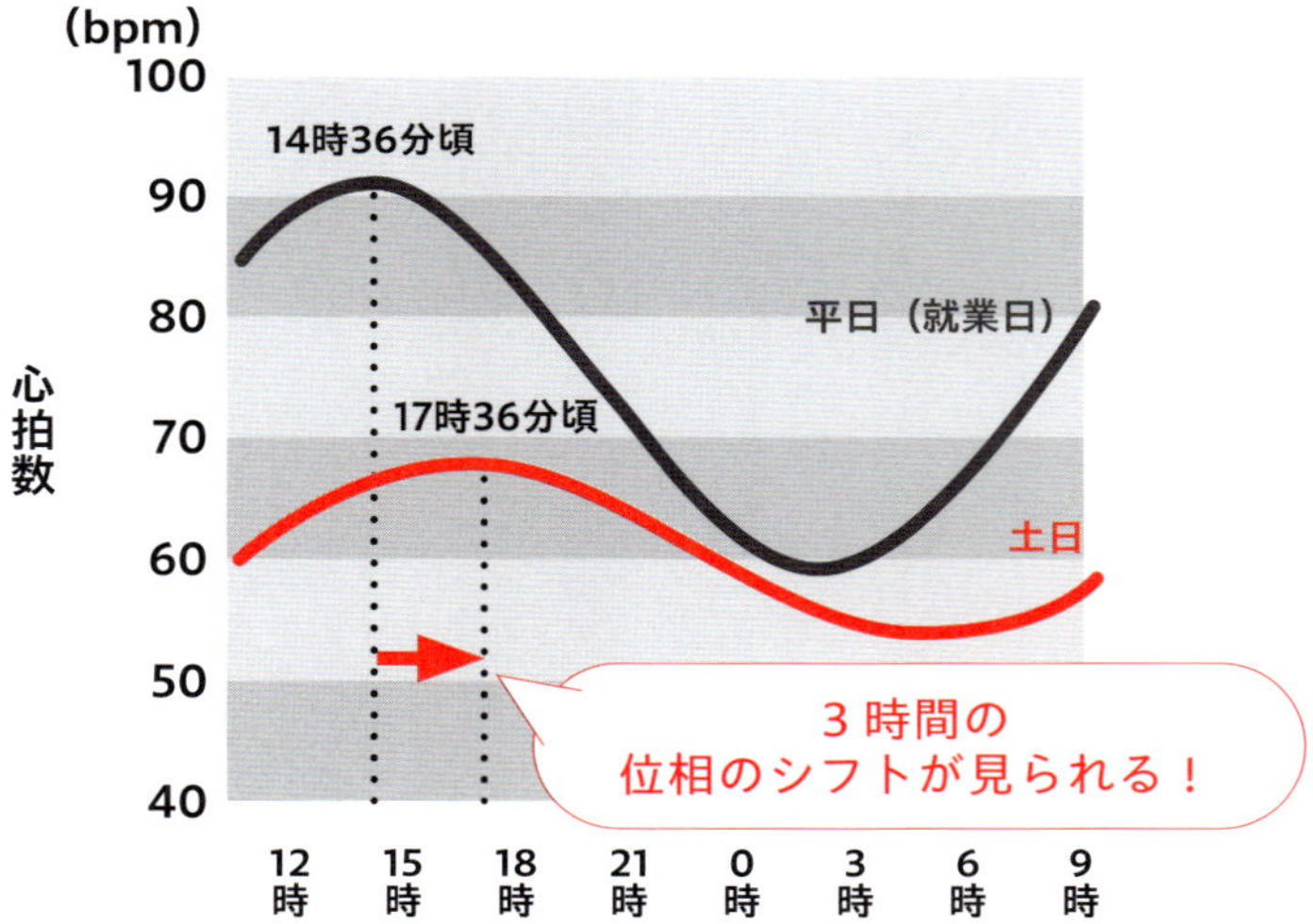

なっています（睡眠時間8時間、睡眠中央時刻は午前6時）。

このように**就業日と休日での睡眠中央時刻が大きく異なる現象（この例では約3時間）をソーシャルジェットラグと呼びます。**

実際にソーシャルジェットラグを有する者の心拍を分析し、コサインカーブを示したものが図2です。就業日（月〜金）のコサインカーブと休日（土、日）のコサインカーブの位相の間には約3時間のシフト（ずれ）が認められます。これが心拍リズムの第二の異常である**「位相のシフト」**です。

若者の特権とだけも言っていられない問題

ソーシャルジェットラグが若い勤労者に多いのはなぜでしょう。「長く寝られて、若いっていいなあ」と言っているだけではいられない健康問題がそこにはあるのです。

若者にとって、就業日には起床時間が早いため、どうしても必要とされる睡眠時間を確保できず、**睡眠負債**が生じます。その睡眠負債を解消するために休日に睡眠時間を多くとることになりますが、その際、**若い勤労者は本来クロノタイプが「夜型」性質を持っているため休日は夜遅く寝て、翌朝は昼前まで寝てしまう傾向になるのです。**

したがって、若い勤労者のソーシャルジェットラグは長くなります。

一方、**壮年期以降の勤労者では、必要となる睡眠時間が比較的短いために、就業日でも大きな睡眠負債が生じません。**クロノタイプが「朝型」体質になっているので休日においても就寝時間、起床時間が就業日と変わらずソーシャルジェットラグが小さくなります。

ソーシャルジェットラグの問題は、特に20代、30代の勤労者で大きな健康問題になります。夜勤・交代勤務と同様にソーシャルジェットラグも生体リズムと生活リズムのずれが生じることで、さまざまな健康障害を引き起こすと考えられています。

先程の図で示した例で考えると、**睡眠・覚醒周期**は月曜日から金曜日の就業日と土曜、日曜の休日では大きく異なります。**休日の睡眠・覚醒周期を月曜の朝、強制的に大きく変化させなければなりません。**起床時間を休日から約4時間も早める必要があるのです。そうすると**月曜の朝**から疲労感が増大し、覚醒・睡眠障害が起こりやすくなります。このような生活を慢性的に続けると**肥満、メタボリックシンドローム、心血管障害**になりやすくなることが報告されています。

あなたのお子さんやお孫さん、部下や同僚が、月曜の朝から生産性が上がらないのは、ソーシャルジェットラグのせいかもしれません。

遅い夕食は百害あって一利なし

夜間摂食症候群とは

以前に述べたように健康を維持するためには中枢時計と末梢時計のリズムをなるべく一致させることが重要です。そのためには**「昼は覚醒し、活動し、食事を摂る時間であり、一方、夜は安静にし、絶食して、眠る時間である」**という昼と夜の生理的役割を守ることが最も重要なことです。

本来の生理的な摂食リズムに逆らった食事の摂り方は肥満や血糖上昇をもたらすだけでなく、健康にさまざまな悪影響を与えることが知られています。その代表的習慣が、**夜間摂食症候群**（Night Eating Syndrome：NES）だと私は考えています。夜間摂食症候群は約70年前に提唱された概念で、次の3つの特徴があります。

（1）夜間の過食　（2）朝の無食欲　（3）不眠

この概念は、当時は一部の肥満患者に適用される概念と考えられていました。その後、約70年が経過したわが国の状況を考えると、長時間労働、コンビニエンスストアの発展により当時は考えられなかった24時間社会となっていて、その結果、多くの人が夜遅く食事を摂り、朝食は欠食し、さらに夜更かしによる睡眠不足に陥るなど、まさに普通の人でもNESに類似した生活を送っています。

この中で「夜遅く食事(夕食)を摂り、そして朝食を十分に摂らない」という食習慣は以前より**心血管疾患**や**肥満**などの発症率を高めると報告されていました。

さらに最近、この食習慣が糖尿病の発症や**うつ病**の発症にも関連することが報告され、この食習慣の悪影響が広く多方面に及ぶことが明らかになりつつあります。

夕食の時間はなるべく早くする

「夜遅い食事、あるいは間食」をするという食習慣は、**糖代謝**などさまざまな**代謝障害**を引き起こすことも明らかになってきています。

いくつかのネズミによる実験で、活動期にのみ食事を摂食する群と、1日中自由に摂食できる群では、同じカロリーを摂食しているにもかかわらず自由に食事を摂れるネズミは肥満し、血糖値なども上昇することが報告されています。一方、活動期にしか摂食できないネズミは肥満や代謝障害が抑えられました。

1日中だらだらと摂食する群は、末梢時計のメリハリが小さくなり、コサインカーブが崩れ、体重増加やさまざまな代謝障害が引き起こされます。

夜間遅くの食事による**脂肪の蓄積**すなわち**肥満**、さらに**メタボリックシンドローム**の発症を予防するには、特に夕食の時間が重要です。**メリハリのある食習慣のためには、活動期に摂食を制限し、夕食をなるべく早い時間に摂る**ことです。つまり、朝7時に朝食を食べたら、できれば12時間後の夜7時に夕食を摂り、その後は朝食まで絶食するといった様式です（水分は摂取しても構いません）。もちろん、働く人が毎日夜7時に夕食を食べるのは難しいですが、なるべく早く夕食を摂食することが望ましく、少なくとも午後9時には夕食を終わることが望ましいと考えます。

早めの夕食の効果は肥満予防だけじゃない

夜遅くの夕食は、循環器系にも悪影響を及ぼすとされ、心筋梗塞の発症が増加すると報告されています。

筆者らも夜遅く食べることが心臓へ及ぼす影響について心拍のコサインカーブの観

図3　夜遅い食事は心臓の負担になる

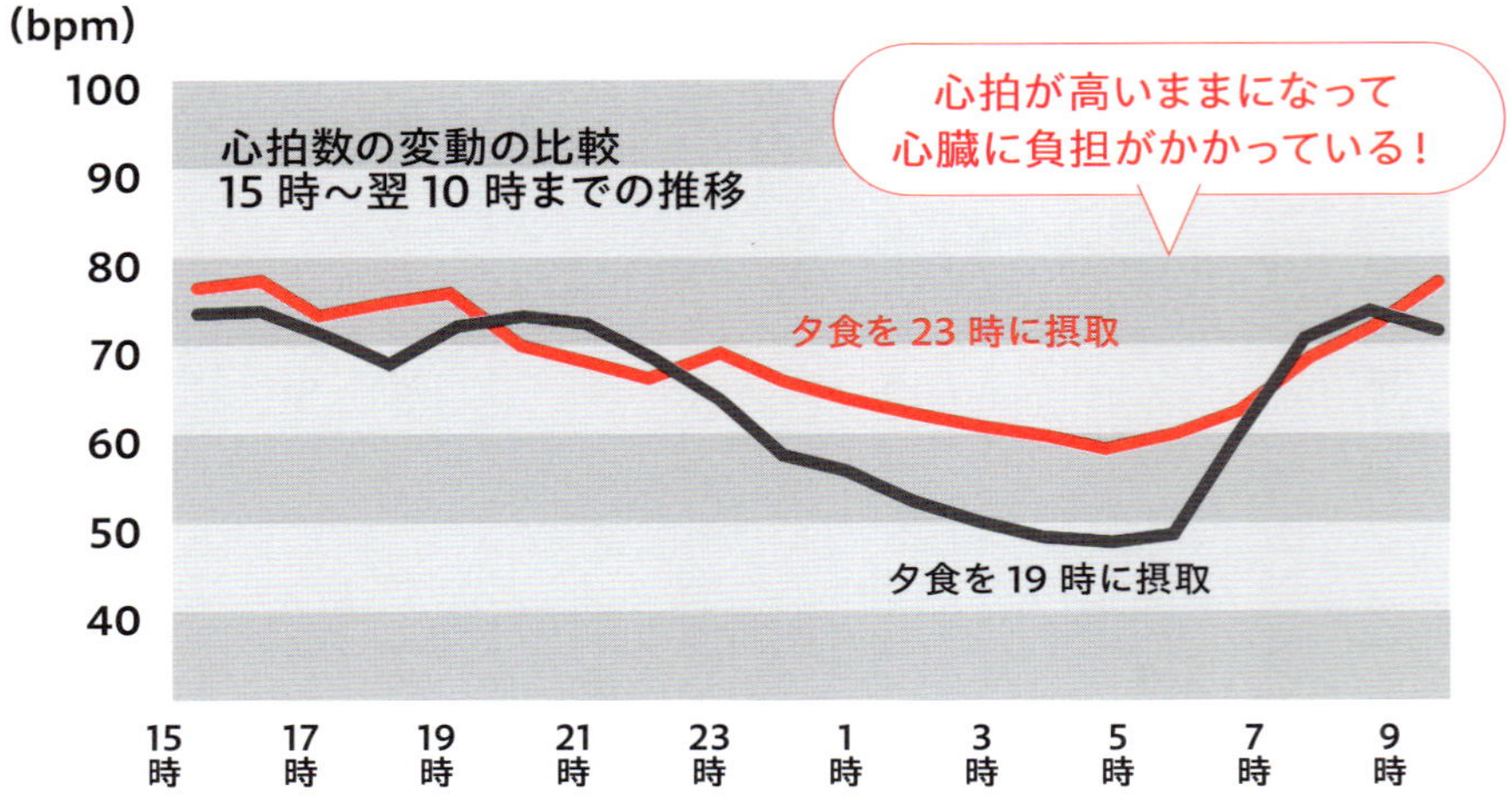

点から検討しました。図3は15人の学生に起床時刻、就寝時刻、食事内容を同じにして、夕食を夜7時に摂る場合と11時に摂る場合で、心拍の変動がどのように変化するかを検討した結果です。

両方の心拍のコサインカーブで**リズムの形、振幅、位相**などの3つのポイントに関しては明らかな差はありませんでした。

しかし、夜7時に摂食した場合、昼間高かった心拍は夜になって明らかに低下しているのに比べ、11時に摂食した場合、夜間の心拍の低下する割合が7時の場合に比べて有意に小さくなっていることがわかります。

心臓は、昼に心拍を高く、夜は心拍を低くして、心臓自身の負担を軽くするのです

が、夜間遅く食事を食べると負担を軽くすることができません。このような食習慣を継続すると心臓、血管系に慢性的な負担をかける可能性が考えられます。

さらに、夜遅くの食事は消化器系にも悪影響を与えます。近年増加している**逆流性食道炎**を含む胃食道逆流症は、酸性の胃液が食道に逆流することで発生します。

食後、食べ物は約3時間胃にとどまります。夜間は寝た姿勢のためで重力が働かず、唾液分泌も減少するため、逆流した胃酸が食道内に長時間残ります。これにより逆流性食道炎が悪化し、睡眠障害を引き起こす可能性があります。

逆流性食道炎を予防するためにも、夕食時間を早め、就寝3時間前の食事を控えることが重要になるのです。

現代のさまざまな**生活習慣病**の重要な原因の1つは、夕食の摂食時間が遅いということで、夜遅くの食事は百害あって一利なしです。

ただ、睡眠不足の問題と同様で、働く人の夕食時間の問題を解消するためには働き方改革の必要があると考えます。高齢になり、社会的役割から解放されたら、ぜひ**夕食時間を午後6時から7時に設定して、毎日ほぼ一定の時刻に食べる**こととし、健康を維持していただければと考えます。

朝食をしっかり食べることの意味

私たちの**概日リズム（サーカディアンリズム）**は24時間よりもやや長いため、地球が自転する24時間リズムとどんどんずれて遅れていくと述べました。このずれは、中枢時計の唯一の同調因子である「光」を早朝に浴びることによってリセットされ、24時間に調整することができます。

一方、末梢時計では、他の環境因子によっても影響を受けます。中枢時計が朝、光を浴びることによってリセットするのと同様に、肝臓、腸などでは**朝食を摂ることによって位相を早めて遅れをリセットする**ことが明らかになっています。

したがって、**朝光を浴びる**、そして**朝食を摂る**という行動は、1日のスタートに明暗環境リズムと摂食リズムを合わせることにより中枢時計と末梢時計のリズムを一致させる意味で重要であると考えられます。

朝食を食べないでいると、中枢時計と末梢時計のずれが生じ、さまざまな健康障害が起こってきます。実際に臨床的に見ても、朝食を欠食する人は、**脳卒中、2型糖尿**

病など、代謝や循環器系の疾患と関連する報告が多く見られます。
また、以前より朝食を抜くこととメンタルヘルス、および学業成績の低下との関連が報告されています。最近の研究でも、朝食を抜くこととうつ病の発症、および認知能力の低下との間に関連のあることが明らかにされています。

朝食こそ質が大事

最近、朝食を単に毎日食べるだけでは不十分で、その内容・質も重要であることが明らかにされてきています。

高齢者では、加齢とともに筋量・筋力が減少するサルコペニアが問題となっています(ちなみにサルコペニアはギリシャ語で筋肉を意味する「サルコ＝筋肉」と喪失を意味する「ペニア＝喪失」を合わせた造語です)。サルコペニアが進行するといわゆるフレイル(虚弱)になり、要介護や寝たきり状態につながっていきます。

サルコペニアを防ぐことは高齢者にとって最も重要な課題と言えます。そのポイントの1つが、朝食でしっかりとたんぱく質を摂取することです。

1日に必要なたんぱく質は体重1キログラムあたり約1グラムで、体重が60キログ

図4　朝、昼、夕食の摂取エネルギー

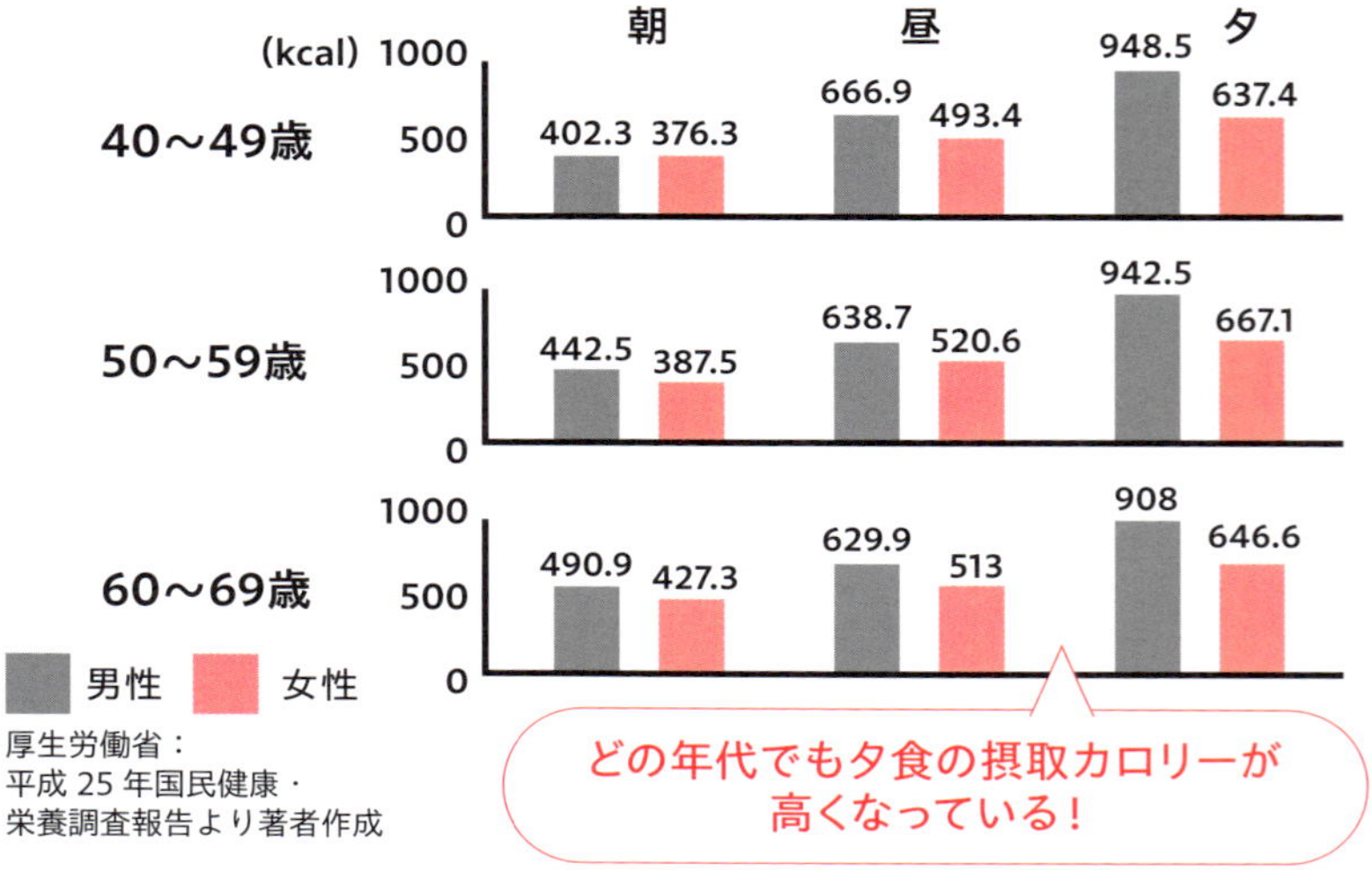

厚生労働省：
平成25年国民健康・
栄養調査報告より著者作成

ラムの人は1日約60グラム必要になります。

さらに、最近の研究で明らかになってきたことは、たんぱく質をトータルで1日約60グラム摂取すればよいわけではなく、朝、昼、夕と均等に摂食することが筋肉の合成に必要なことが明らかにされています。

すなわち、**1日のたんぱく質摂食量が確保されていても、朝食で摂食するたんぱく質量が少なければフレイルになりやすい**と言えます。65歳を超え、前期高齢者になった時点から特に朝食の質を高めることは、その後必ず忍び寄るサルコペニア、フレイルを予防するために不可欠だと考えます。

したがって、**朝食は毎日欠かさず食べるだけでは不十分で、その内容や質も揃ってはじめて健康を維持することが可能になる**のです。

ただ、日本人の現在の食習慣を見ると朝食は軽く、夕食に重きを置いた生活になっています。図4に朝、昼、夕の3食を食べる人の摂取エネルギーの比較を示します。いずれの年齢層においても、夕食の摂取カロリーが最大で、男性においては朝の摂取カロリーは、夕食の半分程度になっていることがわかります。

世の中が24時間社会になると、どうしても夜型社会となり、夕食が1日の食事の中心となっているのが現状です。若い世代は仕事の関係上、なかなか難しいかもしれませんが、少なくとも朝食、昼食、夕食の摂食量・質を均等にし、**「朝、しっかりと食事を摂り、夕食は早めに適量摂食する」という食習慣**を守っていただきたいです。

中枢時計が作り出すコサインカーブと末梢時計の作り出すコサインカーブの乖離を防ぐということを食事の観点から見ると、摂食する時間のメリハリをつけ、軽視しがちになる朝食の重要性を再認識することが大切です。

つまり、食事に関しては良い心拍リズムを保つには**夜間摂食症候群**（Night Eating Syndrome：NES）に象徴される食習慣を改善することに尽きるのです。

振幅の低下――日本人は座っている時間が長い

夜間働く夜勤・交代勤務の人の心拍リズムのコサインカーブはほぼ崩壊しており、さまざまな健康障害に陥ると述べました。このような特殊な勤務状況ではなくても誰でもコサインカーブの乱れを生じる状況があります。

それが、**セデンタリービヘイバー（座位姿勢：Sedentary behavior）**です。リズムの観点から見ると、最も問題になるのは、**座っている姿勢でい続ける時間が長い**ことだと私は考えています。このセデンタリービヘイバーが、心拍リズムの3つ目の異常である**振幅の低下**と強く関連してきます。

セデンタリービヘイバー（座位姿勢）とは

セデンタリービヘイバー（座位姿勢）とは、主に座位姿勢あるいは横になった姿勢で行われるすべての行動を表します。代表的な行動としては座ってあるいは横になってテレビを見る、あるいは座ってパソコンをする、横になってスマートフォンを見るなどの行動があります。

長時間の座位姿勢は、死亡率や糖尿病などの生活習慣病発症のリスクを高めるだけでなく、身体活動やメンタルヘルスを低下させることが報告されています。

さらにショッキングなことに、**1日で座位姿勢をとっている時間（座位時間）が世界の中で日本は最も長いとされています。**世界20か国における平日の総座位時間の比較すると、日本はサウジアラビアとともに400分を超え、ほぼ7時間近くになっています。現代社会では、仕事の中心が座位で行うパソコン作業になりがちで、仕事時間が長い日本では座位時間が長くなってしまいます。

一方、座位時間の健康に対する悪影響についていち早く啓蒙活動を行ってきたアメリカやオーストラリアでは座位時間はほぼ240分、4時間前後になっています。つまり、私たち日本人はアメリカ、オーストラリアの人々に比べて1日に約3時間、座っている時間が多いということになります。

座っている時間が長いとリズムはどうなるか

座位時間が多いことが、健康障害の発症に関与するとほぼ結論が出ています。リズムの観点から座位時間が多いということは心拍リズムにどのような影響を与えるかについて検討したわれわれの研究結果をお見せします。

健康な学生18人を対象として、座位時間を極力減らし、身体活動量を増やす目的で1万5千歩数以上歩く日と、パソコン作業、テレビ視聴などで座位時間を増やし、1千歩以下しか歩かない日を設定し、心拍そして**副交感神経活動**がどのように違うかについて調査しました。

活動的な日を見ると、心拍数は昼高く、夜低くなっており、メリハリのついたきれいなコサインカーブになっています。

これに反して、**座っている時間が長かった日では、心拍数は昼高く、夜低くなっているものの、波の振幅が小さくなっており、メリハリがついたコサインカーブとは言えなくなっています。**

この乱れが、心拍リズムの異常の1つである**振幅の低下**です。リズムの観点から見ると、振幅が低下し、メリハリのあるコサインカーブが崩れた不健康な状態と考えられます。

図5　セデンタリービヘイバーの心拍の日内変動への影響

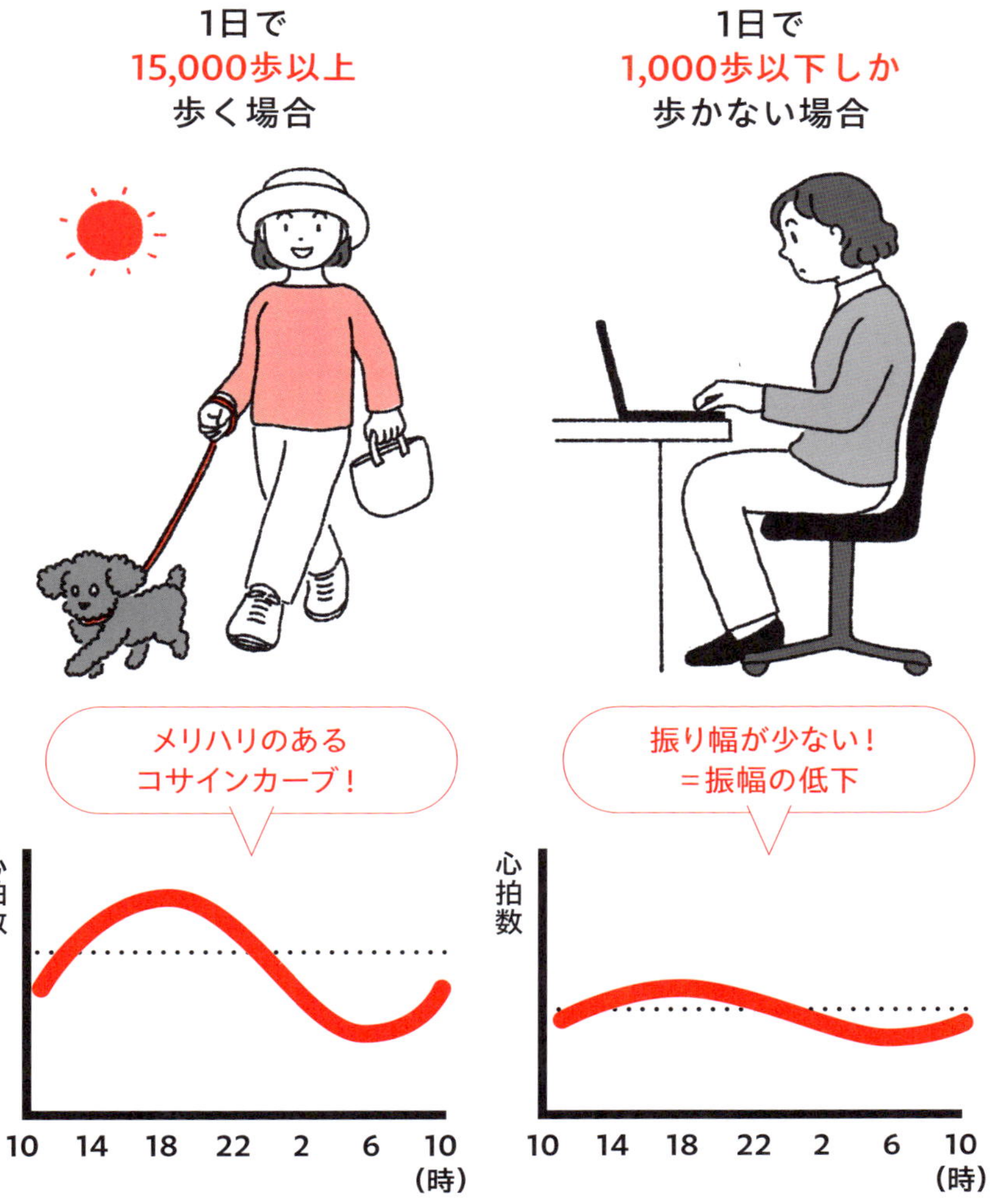

定期的な運動が心臓を守る

身体活動や運動量を増やすことで、**生活習慣病**発症や死亡リスクが低下することはよく知られています。

では、**運動習慣**を取り入れることで心拍リズムにどのような変化が起こるのでしょうか。われわれの研究室でかなり前に行った研究を紹介します。

運動習慣がない健康な大学生47名を対象として、1つの群はそのままの生活をしてもらい、もう1つの群は、週3回40分の自転車こぎをしてもらいました。研究前と2か月後に24時間ホルター心電図を記録し、それぞれの群でどのような変化が見られるかを評価しました。

そのままの生活をしていた群では、当然ながらまったく変化はありませんでした。一方、2か月間、週3回の自転車こぎをした群では、興味深い変化が出ました。

心拍のリズムとしては、**リズムの崩壊、振幅の低下、位相**のシフトなどの大きな変化は見られませんでした。ただ24時間の平均心拍数が73・7から69・5に明らかに低

図6　運動が心拍リズムに与える効果

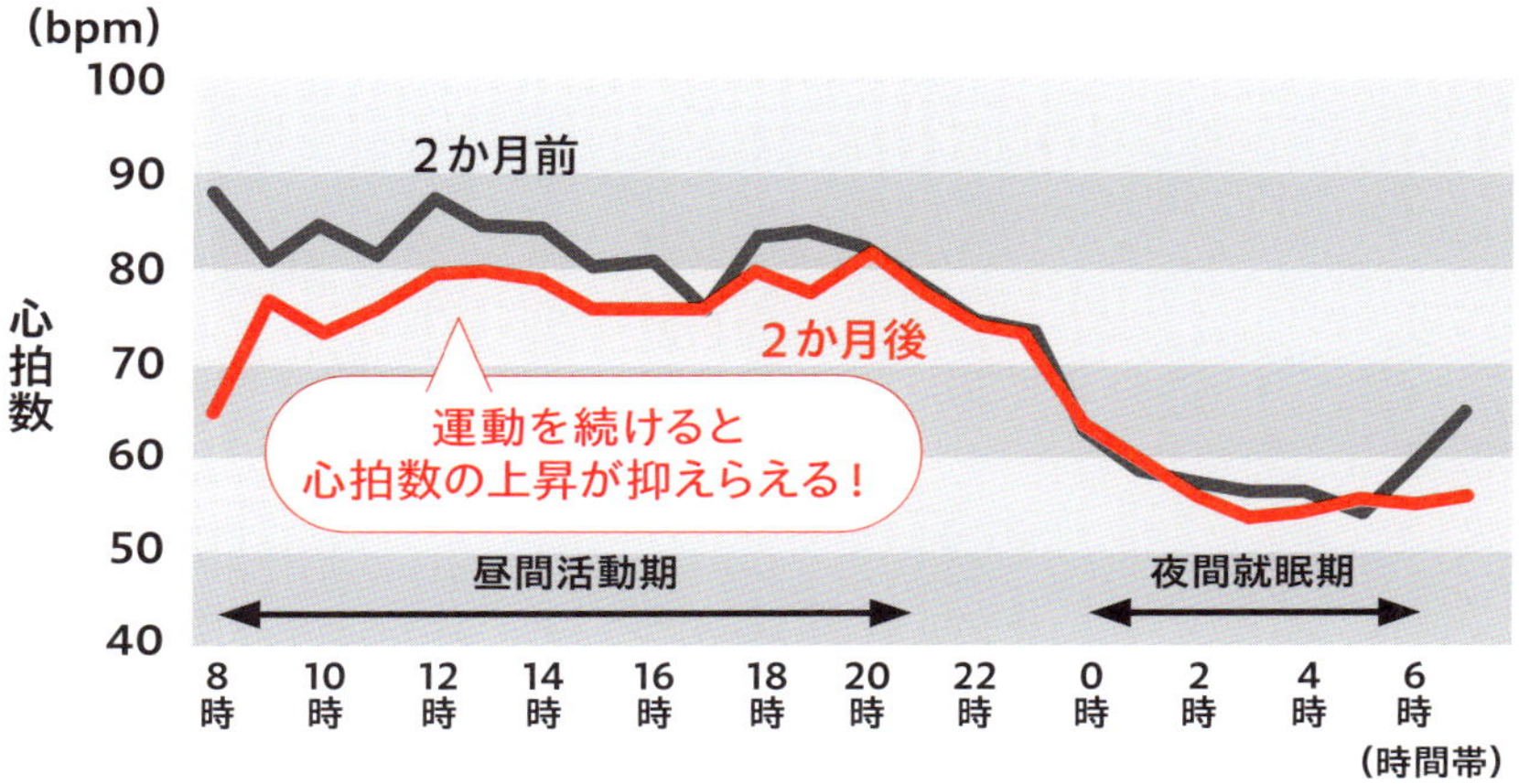

下しました。

そして、夜間就眠期の心拍数は2か月前後でまったく変わりませんでした。これとは対照的に、昼間活動期の心拍数は明らかに低くなり、特に朝6時から10時の比較的早い時間帯に大きく低下しました（図6）。同時に交感神経活動も低下していました。

ここで思い出していただきたいのは、第1章で**心筋梗塞の発症**は午前中に多く、ピークは午前10時頃になると述べたことです。心筋梗塞が午前中に多く発症するのは、早朝から午前中に交感神経が高まることで、心拍、血圧が上昇することが重要な原因の1つと考えられています。

この研究の結果から、**運動を定期的に続**

けることで、早朝から午前中の心拍が上昇することを防ぐことができるとわかりました。早朝の心拍数や交感神経活動が下がると、心筋梗塞など循環器疾患の発症や死亡率などの低下につながるのではないかと推測しています。そういう意味でも、定期的な運動の効果がわかります。

心拍リズムの観点から考えると、健康を維持するためには、まず座りっぱなしの時間をできるだけ少なくし、1日の身体活動量を上げることが重要です。そうすることによって心拍のメリハリのついたコサインカーブが維持できます。そしてさらに運動習慣を持つことによって循環器的に負担の少ないカーブにすることが可能と考えます。

企業が健康経営を目指すのはなぜか

長時間労働から生じる夜遅くの食事、睡眠不足、朝食の不足はさまざまな形で私たちの健康障害につながっています。これは、個人の日常の努力だけでは改善できないため、筆者は以前より**長時間労働をできるだけ減らし、他の先進国並みの労働時間に改善する必要性**を感じていました。

では、いったいどのようにして、働く人たちの夜遅い食事時間を早くし、睡眠時間を確保すればいいのでしょうか？　いろいろと考えていたのですが、なかなか名案は浮かびませんでした。残業を禁止し、夜早く退社するといった法律をつくればよいのでしょうが、そんなことは不可能に決まっています。

朝型勤務は長時間労働にメスを入れる

そのようなことに悩んでいた2013年の暮れ、ある記事が目に飛び込んできました。それは、日本を代表する総合商社であるI商事が**働き方改革**として**朝型**

勤務を取り入れるという記事でした。その朝型勤務のポイントは、次の3つです。

（1）20時以降の勤務の原則禁止

（2）早朝勤務への割増賃金支給

（3）8時前に始業した社員に朝食を無料配布する

私自身、長時間労働の改善のポイントはまず夜遅い勤務を禁止することが最も重要と考えていましたから、このI商事の朝型勤務に非常に魅力を感じました。

この朝型勤務で、少なくとも夕食の時間は早められ、うまくいけば睡眠時間の増加が期待できます。朝早くに出社したら、朝食が無料配布され、朝食が不足する心配もありません。つまり、**夜間摂食症候群**の欠点を改善できる有力な勤務形式であると考えました。

夜型の若い社員には少し問題もあるかもしれませんが、とにかく推進してみる価値はあると考え、実際にどのように運用しているのか、導入した後の社員の皆さんの反応はどうかなどを知りたくなりました。そこで、I商事に協働研究をお願いしたのが、2014年2月のことです。

その後1年をかけて協働研究をさせていただきました。朝型勤務に対する社員の方の反応はおおむね好評で、健康の維持のためには、夜早く退社する習慣が重要な第一歩となると再認識しました。

朝型勤務は出生率も上げる

朝型勤務は、昼と夜の生理的役割「昼は覚醒し、活動し、そして食事を摂る時間である、夜は安静にし、絶食して、そして眠る時間である」という健康維持の大原則に近づくことができる勤務体系であると思います。

わが国全体でも2019年4月より働き方改革が施行され、残業時間の短縮が徐々に進んでいます。一方、I商事は朝型勤務をさらに進化させ、2022年5月から、朝型勤務を朝型フレックスタイム勤務とし、固定勤務時間を午前9時から午後3時とし、午後3時からは早帰りを可能として、個人の生活状況に応じて朝型勤務を活かして柔軟に働けるシステムにアップグレードしています。

このようなI商事の働き方改革の効果は、健康維持にのみならず**労働生産性の向上にも役立っており、健康経営が社員の利益だけでなく会社の利益にもつながる**と考えられます。

現在の日本の最も深刻な社会問題は**少子化**ですが、I商事の**出生率**は2009年の0・94から、朝型勤務導入後の2015年には1・54、2021年には1・97と著しく増加しています。日本の少子化を改善させる1つの鍵が働き方改革にある可能性が示唆されます。

このように**健康経営は社員、会社、国家のすべてを救う切り札になる**かもしれません。すべての企業が各々のできる範囲でアイデアを出し、長時間労働を改善する方向に向かうことを希望します。長時間労働の解消といった働き方の改革はわが国の睡眠不足や生活習慣病の改善といった健康問題だけにとどまらず、少子化という最重要問題の改善にもつながると考えられるため、早急に社会的改善を検討する必要があると考えられます。

現実問題としては、まだまだ十分な社会的政策がとられているわけではありません。健康維持のためには、個人としてできるリズム生活を考えていかないといけません。深夜・交代勤務やソーシャルジェットラグ、**夜間摂食症候群**、座位行動への対処をするための生活リズムの整え方については次章以降で述べます。

4章
よい睡眠から始まるマイリズムの作り方

社会的リズムからの解放

　現代人は、ほとんどの人が学校や会社などの社会的な因子によって自分のリズムを作ってきたと言えます。もちろん、ごく一部の人は自分の好きなリズムで生きてきた人もいるかもしれませんが、ごく少数派でしょう。

　そして、**定年や子育てが一段落する年齢になると、社会的リズムから解放され、私たちの多くははじめて自分のリズムで生きることが可能になります。**これまで見てきた**心拍リズムの崩壊**、あるいは**位相のシフト**、**振幅の低下**から解放されることになります（もちろん一部の人はさまざまな理由から解放されない場合もありますが）。

　ただ、**社会的因子から解放**されたといっても自分に合ったリズムを作り、それを維持することは意外と難しいことでもあります。

　それもそうです。私たちの多くは、小学校への入学前から数えて、60年あまりを学校や会社という組織のリズムに規定されて生活してきました。いきなり「毎日が日曜日」状態になっても時間を持て余す人がほとんどではないでしょうか。

認知症予備群「リズム難民」とは

仕事一筋だった人が定年後にやることが見つからず、引きこもってしまう**定年うつ**や、夫が1日中家にいることにストレスを感じる**夫源病**なる流行語が生まれたこともありました。60歳前後には、人生の危機があるのです。

このように社会的リズムから解放されたにもかかわらず、自分らしいリズムを見つけられないでいる状態は、まさに「**リズム難民**」と呼べます。60代、70代のリズム難民は不眠や軽度認知障害の予備軍です。

さまざまな調査で、定年後にやりたいことの上位には「趣味」が必ず入ります。しかしながら、どのくらいの時間を趣味に費やすか、具体的になっている人はほとんどいないでしょう。おおまかな定年後のイメージができていても、生活の基盤となる1日のリズムが崩れていては、絵に描いた餅になりかねません。

定年後の夢を実現するためには、合理的なタイムマネジメントが必要です。**私たちは定年してはじめて「自分に合ったリズム＝マイリズム」を作ることができる**のです。

まずは、**自分に合ったリズムを作るという強い意思を持つことが大切です。**

マイリズムの鍵「睡眠・食事・運動」

良眠・快眠がマイリズムの第一歩

マイリズムを作るにあたって、私たちにとって大切なのは休息、つまり**睡眠**です。1日の中で7時間寝るとすると、24時間のうち約3分の1弱を睡眠が占めていることになります。

これまで述べてきたように、心拍数は早朝から夕方までの活動期は高く、夕方から夜にかけての休息期は低くなります。**自律神経**においても、「交感神経はアクセル、副交感神経はブレーキ」とたとえられるように、活動期は交感神経活動が優位で、休息期は逆に**副交感神経活動が優位**になります。

では、副交感神経を高めて、休息の中心である良い睡眠をとれるようにするには、どうすればよいのでしょうか？

これに答えるとすると、**「メリハリのある心拍のコサインカーブを描くような生活」であり、コサインカーブを維持することで、より良く眠れることになるのです。**

大事なのは寝るより動くこと

朝起床して、活動期である昼には食事をし、運動をする習慣を守ることにより、きっちりとしたコサインカーブの基本ができます。そして、夜間は良く眠ることができ、より良い1日のコサインカーブが完成すると考えています。

いま現在、より良く眠る方法について、たくさんの情報や書籍を目にすることができます。それだけ多くの人々が睡眠について悩んでいるということなのでしょう。ですが、できるだけ長く寝たいと、朝9時を過ぎてもベッドにいて、昼までぼんやりしていては、心拍数が十分に上昇しません。**睡眠時間の数字だけを気にするのではなく、昼の時間をいかに活動的にするかが大事なのです。**

この章では、ここまで見てきた心拍リズムの崩壊などのリズムの乱れを防ぎ、メリハリあるコサインカーブを描く**マイリズムづくり**の方法をお教えします。

まずは、3つの骨格でおおまかなマイリズムの基礎を作り、次に食事、活動のリズムを昼と夜の役割に沿った形で1日のリズムに組み込めたら、**自分だけのマイリズム**は完成します。

マイリズムの骨格づくり①

起床時間をきっちり守る

マイリズムの骨格とは

最初に、これまで見てきた**心拍リズムの崩壊**、**位相のシフト**を防ぐために、特に重要な3原則について詳しく説明します。

ただ、これらの3つの点は、あくまで骨格です。生活リズム全体は、食事（時間）、活動などが合理的に、**昼と夜の役割**に沿った形で1日のリズムに組み込まれたときに、トータルとしてその人に合った本当に良いリズムになります。

まず、最初に重要なことは、**起床時間**を決定することです。

午前6時から9時の間に起床し、ほぼ毎日同じ時刻に起床することが大切です。

なぜ午前6時から9時の間が望ましいかというと、午前7時から8時の間に夜間低かった**血中コルチゾール**の値が最大になるからです。コルチゾールの増加は、**血糖値**を上昇させるなど、活動するための準備を整えます。

したがって午前7時から8時に最大になるコルチゾールの時間に合わせ、多少の個人差を考慮して、午前6時から9時の間に起床すればよいと思います。

会社員などとして働いていたときは、起床時間を始業時間に合わせて決めていたと思います。定年後は、午前6時から9時の間であれば自分が起きやすい時間で起床すればよいわけです。もちろんこれより少し早く起きても構いませんが、極端に早く起きるというのは避けたほうがよいと考えます。

朝日を浴びて体内時計をリセットする

そして、一度起床時間を決めたら、**毎日ほぼ同じ時刻に起き、同じリズムで生活することが肝要です。**そして起床した後、朝日を浴びることが重要で、起床後から午前中の間に20分程度の日光を浴びることをおすすめします。

若者の**ソーシャルジェットラグ**は、就業日と休日で起床時間が大きく異なることが問題であると述べました。起床時間のずれを避けることが大切で、自分のリズムで起床することができればソーシャルジェットラグを避けることができます。

マイリズムの骨格づくり②

就寝時間をおおまかに守る

睡眠時間に対する固定観念は捨てる

さて、二番目に重要な点は、睡眠時間を考慮して、おおまかな就寝時間を決定することです。すでに述べたように、睡眠時間は年齢によって減少してきます。60歳を超えると睡眠時間は6時間から7時間くらいになってきます。60歳を超えて、ぐっすり8時間熟睡したいと思っても、それは無理な話です。

60歳を超えれば「6時間ちょっと眠ることができ、翌日普通に過ごすことができる」ならば、その睡眠時間で十分と考えることがまず重要です。このように考えることで、「何が何でも○時間以上眠らなければならない」という強迫観念を取り去ることが必要です。

そして、そこから就寝時間について考えていきます。

たとえば、朝7時に起床すると決めたら、7時間眠るとして午前0時前に床に就ければよいということになります。実際には0時より少し前の午後11時40分くらいには寝る準備をするという感じになりますね。朝6時に起床する方であれば、午後11時少し前に床に就くという感じです。

就寝時間はアバウトでもいい

そして就寝時間を考えるときに1つ重要なことは、**就寝時間は起床時間ほどきっちりしなくても大体でよい**ということです。

起床時間は毎日できるだけきっちりと同じ時刻に起きることが必要ですが、就寝時間に関しては大まかな時刻は決めるものの、多少のずれは大目に見るという感じが好ましいと考えます。

というのは、**眠気**というのはあくまで昼どのように過ごしたかによって変わってくるからで、活発に活動した日はいつもより早く眠くなりますし、**活動量**の低い日はあまり眠くなりません。

就寝時間はあくまでも目安であり、20~30分ずれることは自然なことと考えましょう。起床時間は正確に守り、就寝時刻はアバウトにという姿勢がよいと思います。

マイリズムの骨格づくり③ 夕方は眠らない

三番目のポイントは、**午後、特に夕方の午後3時から6時にかけてまとまった睡眠をとらないことです。**

たとえば、休日の午後に眠くなって1時間でも眠ってしまうと、その夜眠れなくなるという経験は多くの人がされていると思います。

定年後は毎日が休日のようなものですから、午後から夕方に眠くなってついつい寝てしまうことが考えられます。その夜、寝つきが悪くなった結果、リズムの崩れが始まってしまいます。

私たちが夜眠くなるのは、起きている間に**睡眠欲求が蓄積**していくからです。朝起きてから睡眠欲求は時間とともに蓄積していき、午後から夕方頃にかけて眠くなってきます。ここでまとまった時間寝てしまうと蓄積してきた睡眠欲求がゼロに戻ってしまいます。そうすると、**本来夜眠る時間に蓄積しているはずの睡眠欲求が小さくなるため、睡眠が障害される**ことになります。

ただ午後、特に昼食後は一時的に眠くなるときがあると思います。この際20分程度の仮眠をとること（いわゆる**ショートナップ**）はその後の活発な活動を維持するためにも有効です。むしろ、積極的にとるようにしていただければと思います。ただしその時間は20分程度、多くても30分以内に終わるようにしてください。

（1）起床時間を決定し、毎日その時刻にきっちりと起きる
（2）就寝時間を決定し、毎日アバウトにそれを守る
（3）午後から夕方にかけては眠らない

健康的なリズムを意識した生活をしたいなら、まず、この3つの原則を作っていただくと、**マイリズムの骨格**ができあがります。

ただし、これはあくまで骨格であって、完全な生活リズムとは言えません。**この骨格に、望ましい食事（特に食事時間）、活動様式が加味されて良好な1日の全体の生活リズムができあがるのです。**次の項目からマイリズムの完成に向けて大事なことを述べていきます。

マイリズムの完成①

朝食はしっかり夕食は早めに

朝食は、私たちの身体のリズムを整えるうえで欠かせない役割を果たします。体内時計（概日リズム）は24時間よりも少し長いため、自然のリズムに合わせるためには「朝の光を浴びる」ことと「朝食を食べる」ことが必要です。特に**朝食は、肝臓や腸といった末梢時計に直接作用し、これらの器官のリズムを整え、日中の代謝や活動をサポートします。**

朝食には、炭水化物やたんぱく質が豊富に含まれていることが理想です。これらの栄養素は体内時計の位相を早め、からだを「活動モード」に切り替えてくれます。

朝食を抜く習慣は、**日中のパフォーマンス**を低下させます。日中の活動量が減れば、夕方以降の過ごし方にも影響を及ぼし、睡眠の質も低下します。そして、翌朝からのリズムも崩れるという悪循環を招くことになるのです。

夕食を食べる時間も健康的なリズムづくりに大きく影響します。

夜間摂食症候群（ＮＥＳ）については、３章に詳しく述べました。夜遅くに食事をすると、通常は安静状態に入る夜間の心拍が下がりにくくなります。胃液が食道内に逆流しやすくなり、睡眠の質を低下させ、さらにリズムを狂わせる原因となります。また、**メタボリックシンドローム**や**糖尿病**のリスクが高まります。長期的に続くと、心筋梗塞や動脈硬化といった循環器系疾患のリスクが増加すると報告されています。

理想的な夕食は次の2つの条件を満たしてほしいと思います。

①夕食と次の朝食時間との間に十分な絶食時間があること

②夕食と就寝時間との間に少なくとも3時間以上あける

①に関してはできれば12時間の絶食時間をとることが望ましいです。朝7時に朝食を食べる人は、夕食も7時に食べ始め、夜8時に食事を終え、午後11時30分に就寝する――こうすると、朝食から夕食までの絶食時間が12時間、夕食から就寝時間までが3時間以上となります。

マイリズムの完成②

座りすぎない工夫

座りすぎを見直せば活動量が上がる

メリハリあるコサインカーブのためには、日中は活動的に過ごすことが大切です。からだを動かす習慣づくりには、日常生活の中で「座りすぎ」を見直すことが重要です。

しかし、現代の日本人は、座っている時間が長く、それによる健康被害が大きいと3章でも述べました。長時間、**座位姿勢**を続ける状態というと、たとえば、リビングのソファで座ったり、横になったりしてテレビ、スマートフォンを見るなどの行動が浮かびます。仕事や勉強、趣味に集中していたら、あっという間に数時間座っていたということもありますね。

アメリカ糖尿病学会でも、糖尿病予防や管理のために、座位時間を減らすことの重要性が提唱されています。同学会は以下の3つを推奨しています。

①座る時間を減らす
②30分ごとに3分以上軽い運動する

③定期的な運動を併用する

座り続けなければならない場合は、**30分に一度、3分以上の軽い運動（立ち上がって歩く、ストレッチをする）**を行い、これにウォーキングや軽いジョギングといった運動習慣を週に数回取り入れることを推奨しています。

日本でも厚生労働省が「健康づくりのための身体活動・運動ガイド２０２３」で座位時間を減らすことの重要性を強調するようになりました。このガイドに沿って、生活の中でできるだけ座る時間を減らす工夫をしていきましょう。

座位時間を減らす工夫

（1）食事の後片付け、掃除、洗濯物の取り込みなどの家事を活用する

食後に座り続けてしまうと、**血糖値の急上昇**を防ぐことができません。激しい運動が必要なわけではありません。立ち上がって軽く運動をするだけでも、血糖値の急上昇を抑制できることがわかっています。

食後のテレビ観賞やパソコンでの座位時間が長くなるときには、食事の後片付けや洗濯物の取り込みといった動きを心がけてください。こまめに動くことが肝心です。

（2）お気に入りの軽い運動を持つ

家で簡単にできる軽い運動を持つことも有効です。テレビ体操やストレッチなどの軽い運動を座位時間が長くなったときに1日に数回取り入れましょう。

定期的な運動習慣を作ろう

厚生労働省「健康づくりのための身体活動・運動ガイド２０２３」で、歩行またはそれと同等以上の運動を1日40分行うことを推奨していますが、無理のない範囲でウォーキングやジョギングを取り入れることが、心拍リズムを整え、健康を支える大きな助けになります。

特に中高年の方が運動を取り入れる際は、時間帯にも注意が必要です。**朝は心血管疾患のリスクが高まる時間帯とされていますので、無理な運動は避け、夕方など比較的安全な時間に行うのがおすすめです。**

このようにして少しでも長時間続く座位姿勢を減らし、同時に身体活動量を増やすことが**心拍リズム**の観点から見ても重要です。

取り入れやすい身体活動の例

自分の生活に取り入れやすい身体活動（運動）を習慣にしよう！

メッツ	生活活動	運動
1（弱）	安静に座っている状態（1） デスクワーク（1.5） 立ち話をする（1.8） 皿洗い（1.8）	
2	料理や食材の準備（2.0） 家の中での歩行（2.0） ガーデニング（2.3）	ストレッチ（2.3） ヨガ（2.5）
3	普通の速さの歩行（3.0） 犬の散歩（3.0） 掃除機かけ（3.3） 風呂掃除（3.5）	社交ダンス、太極拳（3.0） 軽い筋トレ（3.5）
4	ゆっくり階段を上る（4.0） 通勤や通学（4.0） 部屋の片付け（4.8）	卓球（4.0） ラジオ体操第一（4.0） 水中ウォーキング（4.5）
5	動物と活発に遊ぶ（5.3） 子どもと活発に遊ぶ（5.8）	かなり速いウォーキング（5.0）
6		ゆっくりとしたジョギング（6.0） 山登り（6.5）
7		ジョギング（7.0）
8（強）	荷物を上の階へ運ぶ（8.3） 階段を速く上る（8.8）	時速 20 キロのサイクリング（8.0） ランニング（8.3）

運動の強度（弱→強）

メッツは身体活動（運動）の強度を表す単位

国立健康・栄養研究所：改訂版「身体活動のメッツ（METs）表」より作成

マイリズムの完成③

夕食後のリラックス

より良い睡眠のための夕食後の過ごし方

心拍のコサインカーブを保つほかに、よく眠るためのポイントを追加しておきます。

1つ目は、夕食が終わった後の過ごし方です。

夕食をなるべく早く終わらせることの重要性はすでに述べました。そして、**快眠を得るためには、就寝90分くらい前に入浴する**ことが有効であることが明らかになっています。

これは入浴によって一時的に**脳温**を上げて、その後脳温が下がる際に快眠がもたらされると考えられているからです。夕食後、しばらくくつろぎ、その後、たとえば23時に就寝される方だと、午後9時半くらいに入浴すると、ちょうど午後11時くらいに眠りやすくなります。そういう意味でも、**夕食を早く済ませることは、余裕をもって入浴することができる**ことになり、快眠にもつながるのです。

就寝1時間前からスマートフォン、テレビはオフにする

そして、次の問題は**光**です。

早朝から昼にかけて強い光を浴びると、体内時計のずれがリセットされます。それとは反対に、**夕方以降、深夜にかけて光を浴びてしまうと、中枢時計は位相が遅くなり、ますますずれが大きくなります。**

たとえば、夜、明るいコンビニエンスストアに行くとしましょう。その照明の明るさで、体内時計が後退し、通常就寝している時間に眠りづらくなります。よく眠りたいなら、夜、あまり明るい繁華街などに出歩くのは問題です。

また、家庭内では就寝1時間前からは部屋の明かりを落とし、パソコンやスマートフォンも使用せず、なるべく光を浴びることを避けるようにしましょう。

この時間帯には、快眠するために重要な**メラトニン**というホルモンが高くなってきますが、光を浴びると、このメラトニンの分泌が低下してしまうのです。

夜は、家庭内においてもなるべく明るい光を見ないことが肝要です、特に、就寝前は光およびパソコン、スマホから発生する**ブルーライト**には注意が必要です。

このように夕食後にリラックスし、副交感神経が優位になるように、少し生活に工夫をこらすことで、良眠を得られることにつながります。

ここまで、マイリズムづくりの骨格と、食事や運動を1日の生活に組み込みマイリズムを完成させるためのポイントをまとめました。皆さんは、まず自分に合った睡眠時間を決めて、実際の生活に合わせて、朝食の摂り方、夕食の時間に気をつけ、運動を1日の習慣として取り入れるようにしてください。さらに、夕食後は入浴や光を浴びないようにリラックスして過ごすようにすれば、質の良い睡眠が得られます。

5章
マイリズムのための
Q&A

すぐ使える
マイリズム8大原則

健康を維持するためには、中枢時計と末梢時計のリズムを
なるべく一致させることが重要です。
そのためには「昼は覚醒し、活動し、食事を摂る時間であり、
一方、夜は安静にし、絶食して、そして眠る時間である」という
昼と夜の生理的役割を守ることが、
健康を維持するために最も重要なことです。

マイリズムの8大原則

(1) 起床時間を決定し、毎日その時刻にきっちりと起きる

(2) 就寝時間を決定し、毎日アバウトにそれを守る

(3) 午後から夕方にかけては眠らない

(4) 朝食をしっかりと摂る

(5) 夕食時間を早くする

(6) 座位時間を極力減らして、1日の身体活動を増加させる

(7) 就寝時間の90分くらい前に入浴する

(8) 夜は明るい光を見ない

生活リズムを整えるための24時間の過ごし方

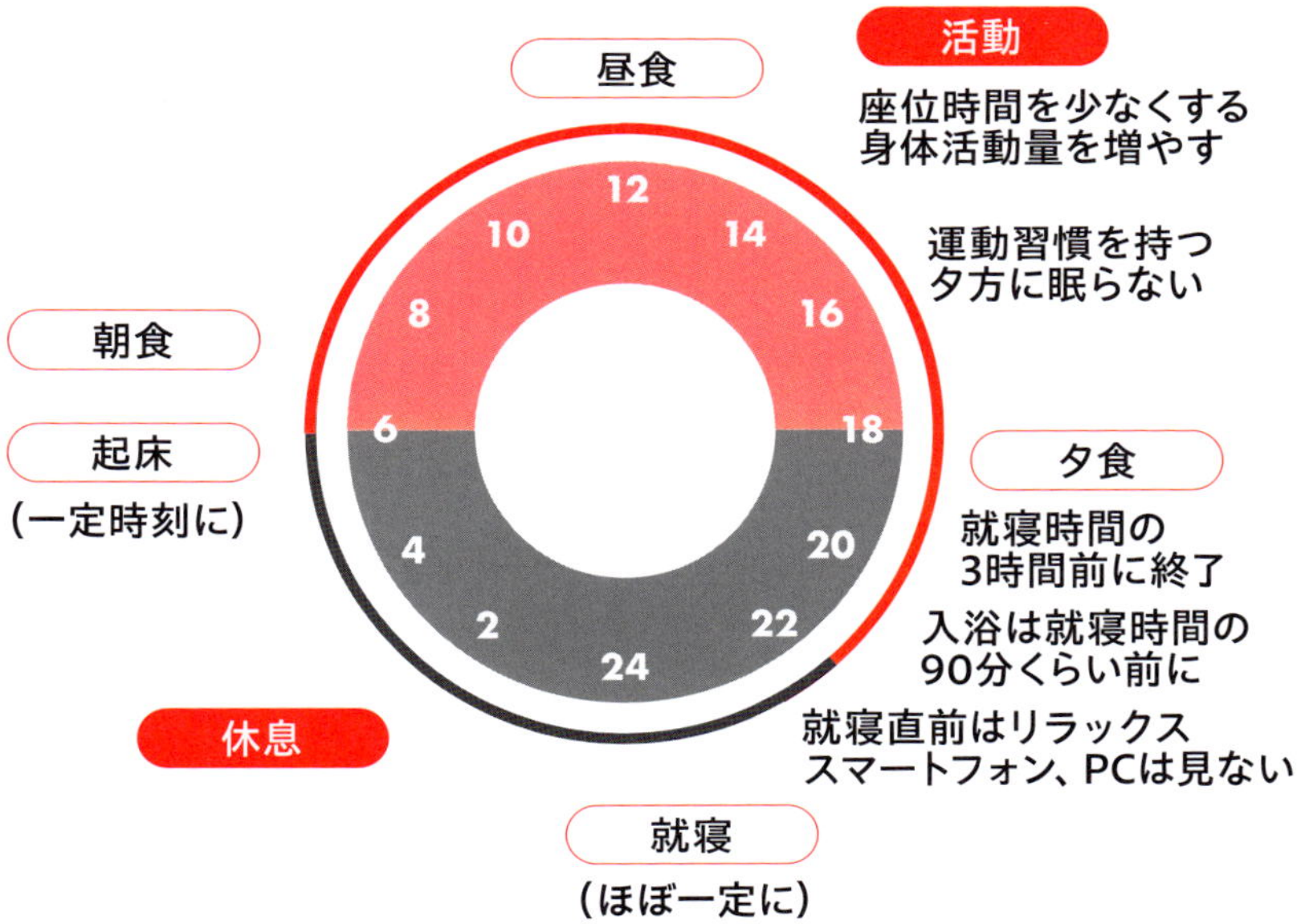

Q1

遅く帰宅したら、
睡眠時間を確保するため
すぐに寝たほうが
いいのでしょうか？
少し時間をおいてから
寝ても
いいのでしょうか？

A

すでに夕食を済ませていたなら
すぐ寝てもいいです
遅くなるときは
「分食」がおすすめです

これは、夕食の摂取時間によります。たとえば、午後11時に帰宅したとしても、夕食を外で午後8時ぐらいに済ませていれば、入浴して、すぐに寝ることができます。

しかし、夜10時ぐらいまで飲食をしていて、11時に帰宅したのであれば、すぐ寝ると消化器系に良くありません。かといって、少し時間をおいて夜中の1時過ぎに寝ると睡眠時間が減ってしまいます。

要するに重要なのは、帰る時間ではなく、夕食を摂る時間とその後リラックスできているかどうかなのです。

残業などで遅くなる場合には、分食をおすすめします。分食とは、たとえば午後10時ぐらいに帰宅する予定ならば、午後7時前後に食事をしてしまい、帰宅後は軽めの食事、あるいは軽くビール1杯とチーズくらいで済むようにしておくことです。そうすれば、睡眠時間を減らすことなく、すぐ寝られます。

夜遅くに満腹になるような食事をする習慣、夜間摂食症候群（NES）を避けることが最も大切です。

消化にかかる時間は食品によって差があります。油脂分が多い食品は消化に時間がかかり、肉類も脂身の部分は、赤身肉の約3倍も時間がかかります。夜遅いときの食事は、消化が早い食品を選ぶことも考えるといいでしょう。

Q2

なかなか眠れないときや
逆に朝早く
目が覚めてしまうときは
どのようにしたら
いいですか？

A

眠れないのが
続くようなときは
睡眠環境を整えてみましょう

眠れないときは無理に眠ろうとしないことです。眠れなかったからといって、翌朝の起床時間も変更して、遅くならないようにしましょう。

もし、眠れない日が続くようでしたら、寝るときの環境を見直してみます。**寝室に蛍光灯は使わない、500ルクスぐらいの間接照明にする、スマートフォン、パソコンなどは寝る時間の1時間前には利用をやめる、寝る90分前に入浴しバスタブに浸かる、リラックスできる音楽をかけてみる**など試してみましょう。

また、残業で遅く帰宅してから夕食を食べている場合、Q1でもお話ししたように、分食して、会社で午後7時ぐらいまでに夕食を摂ってしまうことも考えましょう。

早朝に目が覚めてしまう場合、時々であれば気にすることはありません。

睡眠時間は、20代では8時間弱、30〜50歳くらいまで7時間、50歳以降は6時間と年齢とともに減少していきます。

個人によって違いますが、一般に若い世代は日が高くなってから起床し夕方から夜になって調子が出始め、深夜遅くに就寝する夜型で、歳をとるにつれて、日の出頃に目覚め、早い時間帯に活動し、夜は早々に寝る朝型に変化していきます。つまり、年相応の睡眠時間が確保されているのであれば、早く目が覚めることは気にしないでいいのです。

Q3

リズムの乱れと認知症は関係がありますか？

A

退職後のリズムの乱れは認知症になるリスクが高くなります

65歳で会社を退職して社会的なことから解放されると、それまでの生活リズムが崩れる人がいます。朝の起床が不規則で遅くなり、昼間はパソコンに向かって、運動もせず、なんとなく家で一人過ごす時間が多い生活になり、夜、なかなか眠くならなくて、次の朝起きるのが遅くなり、リズムが慢性的に乱れてしまいます。

生活リズムがだらだらとしたものになり、外出も少なくなると、睡眠の質が下がってしまうことになります。睡眠不足は認知症の原因となる物質が脳に溜まる原因となります。その結果、早めに認知症になる可能性がでてきてしまいます。

好きなことやチャレンジしてみたいことを探し、あるいはボランティア活動や自治体活動への参加などをして、家にばかりこもらず、外にも出かける機会を作りましょう。

起床・就寝時間、朝食・夕食の時間を決め、昼間は活動し、夜は寝るという自分のリズムを作り直し、生活をすることが認知症を発症するリスクを遠ざけることにつながります。

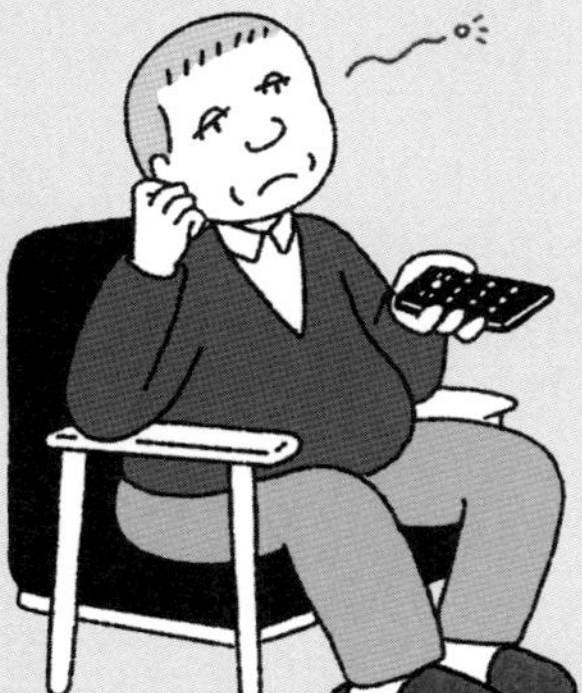

COLUMN

スマートウォッチを活用した健康的な生活習慣づくり

「スマートウォッチ」を知っていますか？

腕時計の形をした小型のコンピューターです。手首に巻いて使いますが、普通の腕時計とは違って、たくさんの便利な機能が入っています。

時間を見るだけでなく、アラーム、タイマー、カレンダー、携帯電話の着信通知、メールなどのメッセージも確認できます。

このスマートウォッチは、マイリ

1 睡眠の質がわかる

スマートウォッチは睡眠時間を計測します。それだけでなく、睡眠の質も計測できます。レム睡眠、ノンレム睡眠の睡眠サイクルも記録してくれます。

良質な睡眠のためのポイント

- 毎日同じ時間に起床する
- 就寝時間も毎日ほぼ同じ時間にする
- 就寝前はブルーライトを避ける
- 睡眠データを確認し、最適な就寝時間を見つける

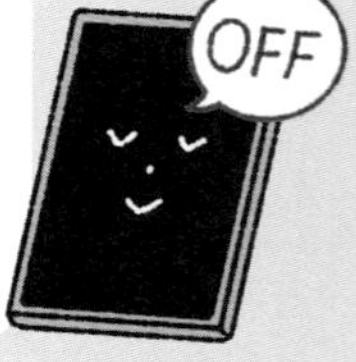

2 心拍数を知る

心拍数は健康状態を示す重要な指標です。普段より高い場合は、ストレスや体調不良のサインかもしれません。

心拍数管理のポイント

- 朝一番で安静時心拍数をチェック
- 運動時の心拍数を適正範囲内に保つ
- 異常な変動があれば休養をとる
- 昼に上昇し、夜に下降する心拍リズムになっているか確認する

ズムづくりを手助けする心強いパートナーとなります。日々の生活習慣を改善するために、スマートウォッチの機能を効果的に活用する方法をご紹介します。

ただし、データに振り回されすぎずに、体調や気分も大切にしながら、無理のない範囲で改善を進めていくことがポイントです。

スマートウォッチは健康管理をサポートする優れたツールで、マイリズムづくりの友人になってくれるかもしれません。「難しそう」としり込みせずにチャレンジしてみてもいいかもしれません。

3 活動量を計測する

1日の歩数や消費カロリーを記録することで、運動不足を防ぎます。座位姿勢が続くと、アラームが鳴るように設定できます。運動の継続時間、消費カロリーなども計測します。

活動量アップのポイント

- 1時間ごとの座りすぎ防止アラームを設定
- 1日の目標歩数を設定(推奨：6000-8000歩)
- 階段使用など、小さな運動機会を増やす

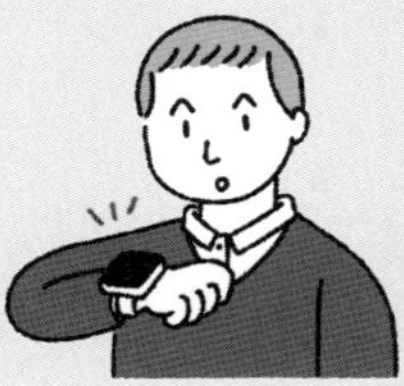

4 データを活用する

スマートウォッチで収集した、睡眠や心拍、活動量のデータを定期的に振り返ることで、生活習慣の改善点が見えてきます。

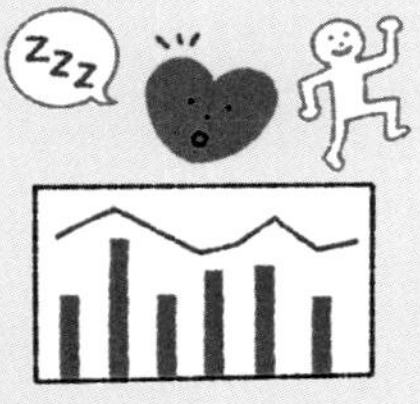

継続的な改善のポイント

- 週単位でデータを確認し、生活リズムの傾向を把握
- 睡眠、運動、休息のバランスを意識
- 目標達成したら自分をほめる

Q4

夜勤・交代勤務が心疾患やがんの発生に関係するということですが、働く人たちが気をつけるべきことは何ですか？

A

起床、就寝、食事の時間はなるべく一定にしてリズムを保つようにしましょう

この十数年で深夜・交代勤務に従事する人の割合は増え続け、２０２４年４月のデータによると深夜を含む交代勤務に従事する人は１４００万人を超えると推計されています。

2章でも示したように、夜勤・交代勤務に従事する看護師を対象に、日勤時と夜勤時それぞれの24時間の心拍数の変化を測定したところ、夜勤時には本来の中枢時計が作り出す24時間リズムと異なる心拍数の変動が見られたのです。そして、この夜勤の際の心拍リズムへの影響は夜勤当日のみならず、夜勤明け、さらに夜勤明け翌日まで持続していました。

夜勤や交代勤務が長期にわたり続くことで、睡眠障害や冠動脈疾患や糖尿病などさまざまな疾病の発症リスクがあることが指摘されています。

夜勤・交代勤務者の対策として、「いつものリズムを維持する」という考え方が大切です。夜勤の最中でも、2時間の仮眠がとれた場合、可能なら帰宅しても眠らずに、昼食後に20分くらい昼寝をし、起床後は通常の活動をし、夕食の時間は変えずに、就寝は普段より少し早めにする生活をすすめます。

夜勤時にまったく仮眠がとれなかった場合は、帰宅後午前中にある程度まとまった睡眠をとり、午後は通常の活動、夕食の時間は変えずに、少し早めに就寝します。

Q5

夜中に何度も
トイレに起きてしまい、
朝起きても
寝不足を感じます
どのようにしたら
いいですか？

A

多くは加齢によるものですが
生活リズムを整えても
変わらないようなら
受診をすすめます

夜間、排尿のために1回以上トイレに起きる症状は夜間頻尿といいます。加齢とともに頻度が高くなります。

その原因として、1つは「多尿・夜間多尿」で糖尿病や高血圧、心不全、腎機能障害などの内科的疾患の可能性があります。また、過活動膀胱炎、前立腺肥大症など少量の尿しか膀胱に溜められないため、膀胱が過敏になって起こる症状などが疑われる場合もあります。心配であれば、一度病院に行き、診察をしてもらうといいでしょう。

病気以外では、水分の過剰摂取やアルコールの飲み過ぎ、眠りが浅くてすぐ目が覚めてしまい、その度にトイレが気になり行ってしまう睡眠障害なども考えられます。この場合は、就寝前の水分やアルコールの摂り過ぎに注意します。

睡眠障害が疑われたら、寝る前にスマートフォンを使わない、部屋の照明を落とすなどの環境や起床・就寝時間、生活リズムの見直しをしてみましょう。

頻繁にトイレに起きて、翌日どうしても眠い場合は、20分程度の昼寝を午後3時前までにして、その後は通常通りの時間に夕食を摂り、入浴はリラックスして、いつもどおりの時間に就寝するようにします。

Q6 朝食は和食がいいですか？

A

栄養バランスの良い和食は
朝のからだにやさしいです
朝から料理をする習慣も
取り入れましょう

昭和の伝統的な日本の朝食を想像してみてください。

ご飯を主食に、鮭の焼き物、卵焼き、豆腐とわかめが入ったみそ汁、納豆、海苔などがおかずとなっています。この伝統的な食事では十分な炭水化物と簡単に20グラムを超えるたんぱく質を摂ることができます。

このような伝統的な和食を毎日用意することは難しいでしょうが、洋食にするにしても炭水化物とたんぱく質を十分に確保できる朝食を摂ることが望まれます。

また、和食に使われる、みそや納豆などの発酵食品は腸内環境を整えます。**腸は「第二の脳」とも呼ばれるくらいですから、発酵食品を朝食に取り入れることは、体内時計をリセットするうえでも効果的**です。

朝は胃腸が完全に目覚めていないため、消化の良い和食は負担が少なく、からだを徐々に目覚めさせるのにも適しています。塩気を抑えたみそ汁で、水分補給をすることは睡眠中に乾いた朝のからだにぴったりでしょう。

和食では、少量ずついろいろな食材を摂取するスタイルが多いようです。その準備には、ご飯を炊いたり、おかずを揃えたりと手間が必要です。しかし、**朝から台所に立って料理をするという習慣そのものが、自然と規則的な生活リズムをサポートします。**

たんぱく質が摂れる！おすすめ朝ご飯レシピ

体内時計のリセットには、朝食が大切です。特に、朝からたんぱく質をしっかり摂取することをおすすめします。

加齢とともに筋肉は自然と減っていきますが、たんぱく質は大切な筋肉を守ります。筋肉が維持できれば、日常生活での動作もスムーズになり、活動性も上がります。

たんぱく質は、からだのエネルギー源として重要な栄養素です。朝にしっかり摂ることで、午前中から

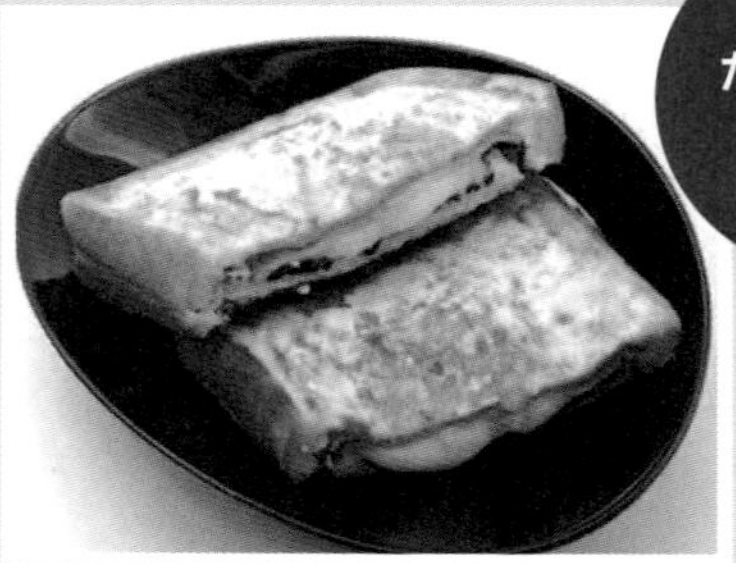

337kcal
たんぱく質
18.0g
塩分 1.8g

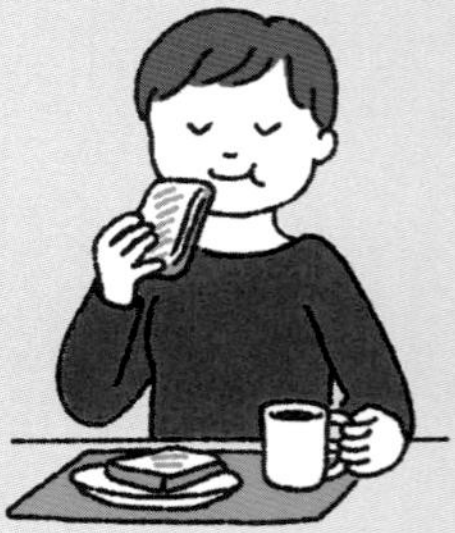

ワンパンサンド

食パン 6 枚切	1枚
卵	1個
とろけるスライスチーズ	1枚
ハム	1枚
刻みのり	適量（焼きのりでも OK）
バター	5g

①食パンの中を切り抜く
②弱火でフライパンにバターを溶かし、切り抜いた食パンの耳部分を入れ、卵→ハム→チーズ→のりの順に重ね、切り抜いたパンで押さえ、フタをして加熱する。
③ひっくり返して、両面にこんがり焼き色が付けば完成。

元気に活動でき、昼過ぎの疲れも軽減できます。

ごはんやパンなどの炭水化物とたんぱく質を一緒に摂ることで、血糖値の急激な上昇を抑える効果があります。

さらに、たんぱく質は脳の働きを助ける栄養素の1つです。朝に摂ることで、頭がすっきりし、記憶力や集中力のアップにつながります。

急に食事内容を変えるのは難しいかもしれません。最初は卵1個から始めましょう。また、咀嚼《そしゃく》や消化に不安がある方は、豆腐やヨーグルトなど、食べやすいものから取り入れてみましょう。

豆腐玉子丼

ごはん	150g
刻みのり	適量
木綿豆腐	1P 130g
卵	1個
ポン酢	20g
ごま油	5g

①ボウルに刻みのり以外の材料をすべて入れ、スプーンで豆腐を崩しながら混ぜ合わる。
②熱したフライパンに流し入れてかき混ぜ、豆腐の水分がなくなるまで炒める。
③器にごはんを盛り、②をのせて刻みのりをトッピングする。

448kcal
たんぱく質
19.2g
塩分 1.7g

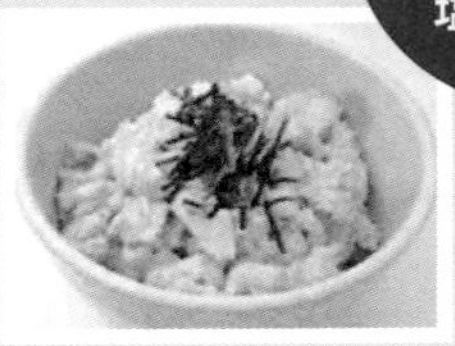

洋風おじや

ごはん	100g
トマトジュース無塩	100cc
牛乳	100cc
卵	1個
ほうれん草	20g
コーン	10g
ハム	1枚
コンソメ	1g
塩	0.5g
粉チーズ	3g

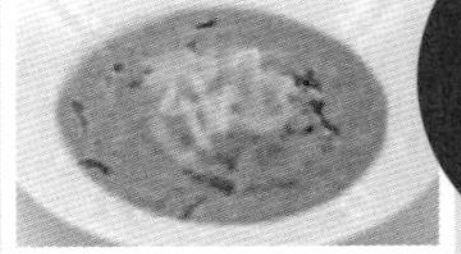

357kcal
たんぱく質
17.0g
塩分 1.7g

①ほうれん草はざく切り、ハムは千切りにする。お鍋に卵と粉チーズ以外の材料を入れて火にかけ混ぜながら温める。
②汁がふつふつとしてきたら卵を割り入れ、黄身を崩しながら混ぜ、卵に火を通す。
③器に盛り、粉チーズをトッピングする。

 レシピ提供：グリーンフード株式会社

Q7

遅い夕食を摂った翌朝、胃腸の調子が悪いのはなぜ？

A

夜遅い食事で食べ物が胃に溜まった状態で寝ると逆流性食道炎になるかもしれません

「夜遅い食事あるいは間食」は消化器系に関しても悪影響を及ぼします。その代表的な疾患が、近年わが国で増加傾向にある**逆流性食道炎を含む胃食道逆流症**です。

逆流性食道炎は酸性の胃液が食道内に過剰に逆流することによって起こりますが、その予防のために普段の生活の中で最も注意しなければならないことの1つは、**就寝3時間前の食事摂取を控える**ことです。

食事内容物が胃にとどまったままの状態で寝てしまうと、胃酸が食道に逆流する可能性が強くなります。夜間、寝ている姿勢では、日中のように逆流した胃酸が重力で胃内に排出されることはありません。

さらに夜間は唾液分泌が抑制されているため一度食道内に胃酸が逆流すると長時間食道内に残り、逆流性食道炎が悪化します。

また**胃酸逆流の食道内の停滞は睡眠障害を引き起こす**と考えられています。したがって逆流性食道炎を防ぐ意味においても夕食時間を早くすることは重要です。

就寝時間を夜0時とすると逆流性食道炎を防ぐためには少なくとも就寝3時間前の食事摂取を控えることが必要ですから、午後9時には夕食を終わることが必要です。就寝時間が午後11時とすると午後8時には夕食を終わらせる必要があります。

Q8

休日に寝だめはよくない？

A

「寝だめ」は悪循環の始まりです
朝は少し遅く起きても、できるだけリズムを乱さないようにしましょう

3章でも説明したとおり、若い勤労者は夜型傾向で、長い睡眠時間を必要とし、中高年の勤労者は朝型傾向で、比較的睡眠時間は短いです。

そして、この若い世代において、ソーシャルジェットラグ（社会的時差ぼけ）現象が健康問題を引き起こしています。

若い世代は就業日には起床時間が早く、必要とされる睡眠時間が足りず睡眠負債が生じます。それを解消するために休日に睡眠時間を多くとることになりますが、本来夜型なので、休日前には遅く就寝し、翌休日も遅く起床しがちになります。その結果、睡眠・覚醒周期が平日の就業日と週末の休日とは大きく異なり、さまざまな健康障害が起こってしまいます。

休日はふだんの睡眠不足を補うため遅く起きがちですが、休日も平日とそれほど差がない時間、すなわち平日より1時間、長くとも2時間以内には起きて朝食を摂るようにします。

そして、睡眠不足を補う意味で、午後3時までに20分くらいの昼寝をします。夜はいつもと同じ時間に寝て、リズムを維持するようにしましょう。

Q9

午後眠くなったら昼寝をしてもいいですか？すっきり起きられる昼寝の方法は？

A

昼寝するなら午後3時まで！すっきり起きるならコーヒーの力を借りよう

昼寝をしたかったら午後3時前に済ませましょう。夕方以降に昼寝をしてしまうと、夜、寝つきが悪くなるので、**夕方の午後3時から6時にかけてはまとまった睡眠をとらない**ようにします。

睡眠欲求は、朝起きてから時間とともに蓄積していき、午後から夕方頃にかけて眠くなってきます。このときにまとまった時間寝てしまうと、せっかく蓄積してきた睡眠欲求がゼロになり、本来寝るべき夜に睡眠欲求が小さくなり、睡眠障害が起こってしまうのです。

ただし、20分くらいの昼寝だったら、睡眠が浅いため構いません。むしろ、その後の活発な活動を維持するためには有効です。仮眠をとったほうが午後の仕事のパフォーマンスが上がるという報告もあります。

昼寝の目覚めを良くするためには昼寝前にコーヒーを飲むといいと言われています。カフェインの覚醒効果は飲むと30分ほどで現れ、数時間持続するからです。昼寝をする直前に飲めば、ちょうど目覚めたい時間に効いてくるというわけです。

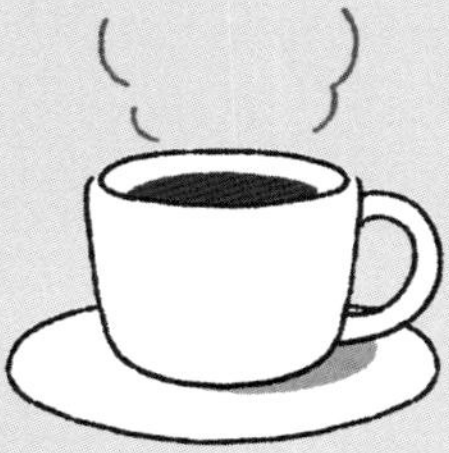

Q10

座っている時間が長いときは、休日に運動すればいい？

A

日中の座位時間が長いと死亡リスクが上がることがわかっています
30分に一度は立ち上がり、軽い運動をしましょう

長時間座り続けていると太ももやふくらはぎの筋肉が動かないため、筋肉の代謝や血流の低下を招きます。太ももはからだの中で最も大きな筋肉ですし、ふくらはぎは、第二の心臓とも言われる部分です。

日本人約6・4万人を7年間あまり追跡し、座っている時間と死亡の関係について、生活習慣病の有無に分けて調べた研究があります。

この研究によると、生活習慣病のある人は、日中の座位時間が2時間増えるごとに、死亡リスクが15%増加することがわかりました。なかでも糖尿病の人は27%も死亡リスクが上がりました。生活習慣病を持っていない人でも、座位時間が2時間増えるごとに死亡リスクが13%の増加となりました。

座位時間が長いのであれば、余暇に身体活動量を増やせばいいのではと考えるかもしれませんが、国内外のどの研究でも、**余暇に身体活動量を増やしても、座位時間が長ければ、健康への悪影響を減らせるのはわずか**であることがわかっています。

座っている時間を少しでも短くするためには、30分に1回、少なくとも1時間に1回、数分でいいので、軽い動きをすることをおすすめします。その場で足踏みでもいいですし、数分間歩いたり、ラジオ体操でもいいです。在宅勤務や退職した人は洗濯を干したり、掃除をしたり、家事を分担するのもいいでしょう。

Q 11

仕事などの都合で昼食を食べ損ねてしまいましたお腹が空いて我慢できないとき、夕方に昼食を摂ってもいいですか？

A

夕食を食べる予定の時間を考えて、影響がない時間と量を食べましょう昼に食事が摂れなかった場合でも、夕方4時頃までには食べるのが望ましいです。食べる量も満腹になるほど食べるのではなく、腹六分目にして、うどんなどあまり胃に負担をかけない（消化時間が短いもの）ものにしておきましょう。

なぜなら、**遅い時間に昼食を食べてしまうと、お腹が空かず、夕食の時間もいつもより遅くなってしまう**からです。遅い時間の夕食は肥満になりやすく、心臓に負担をかけてしまいます。

逆に、空腹のまま夕食を食べると、いつもより余計に食べてしまうことも考えられます。昼食を食べ損ねて、お腹が空いてしまったときは、夕食が遅くならないこと、たくさん食べてしまわないことを考慮して、適当な量を摂りましょう。

午後7時に夕食を摂ったら、その後は翌朝の7時までの12時間を絶食（水分は摂取しても可）したほうがいいのですが、**働いていると夜7時に夕食を食べるのは難しいと思います。遅くても午後9時ぐらいまでには済ませたい**ものです。

脂肪分の多い食品は消化に時間がかかるので、遅い昼食や遅い夕食時には注意しましょう。

食品の
消化時間の目安

3時間以内
炭水化物
（ご飯、パン、うどん、蕎麦、餅、おかゆなど）、みそ汁、煮魚、生野菜、カボチャ、サツマイモ、リンゴ、バナナ、生卵、半熟卵、牛乳など

4~5時間以内
たんぱく質
（豚肉、ベーコン、ハム、牛肉、貝類、焼き魚、うなぎ、えび、ゆで卵）、天ぷらなど

Q 12

年齢によって どのくらいの身体活動が 必要ですか？

A

成人は１日８０００歩、高齢者は１日６０００歩から始めましょう

生活習慣病の予防や死亡率低下のために運動を含む身体活動を積極的に増やすことの重要性についてはすでに多くの報告があります。これらの過去の研究の結果を踏まえて、厚生労働省は『健康づくりのための身体活動・運動ガイド2023』で、成人と高齢者のための運動を含む身体活動の推奨事項を示しています。

ただし、この推奨事項は、個人差を考慮したうえで、可能なものから取り組み、いまよりも少しでも多くからだを動かすことを目指しましょう。

【成人】

・歩行またはそれと同等以上の強度の身体活動を1日60分以上行う（1日約8000歩）

・息が弾み汗をかく程度以上の運動を週60分以上行う

【高齢者】

・歩行またはそれと同等以上の強度の身体活動を1日40分以上行う（1日約6000歩）

・有酸素、筋力トレーニング、バランス、柔軟など多要素な運動を週3回以上行う

そして**成人、高齢者ともに座位時間を減らすこと、筋力トレーニングを週に2、3日行う**ことが付け加えられています。

これを目安に、身体活動を生活にどのように取り入れるかを考えてみてください。

プラス10分のちりつも運動のすすめ

忙しい毎日の中で運動する時間を確保するのは難しいと感じる方も多いかもしれません。しかし、特別な運動をしなくても、買い物に出かける際に少し遠回りして歩く、エスカレーターではなく階段を使う、テレビを見ながら軽いストレッチをするなど、日常生活の中に小さなアクションを取り入れるだけで十分です。

厚生労働省が進める「アクティブプラン」では、健康寿命を延ばすこ

まずは、現状を把握

- □1回30分以上の軽く汗をかく運動を週2回以上実行していない
- □1日の歩行時間は1時間未満だ
- □同世代の同性の人と比べて歩く速度が遅いほうだ
- □積極的にからだを動かすような工夫をしていない
- □階段はあまり使わない
- □家から一歩も外へ出ない日がある
- □歩いて5～10分のところでも歩かない

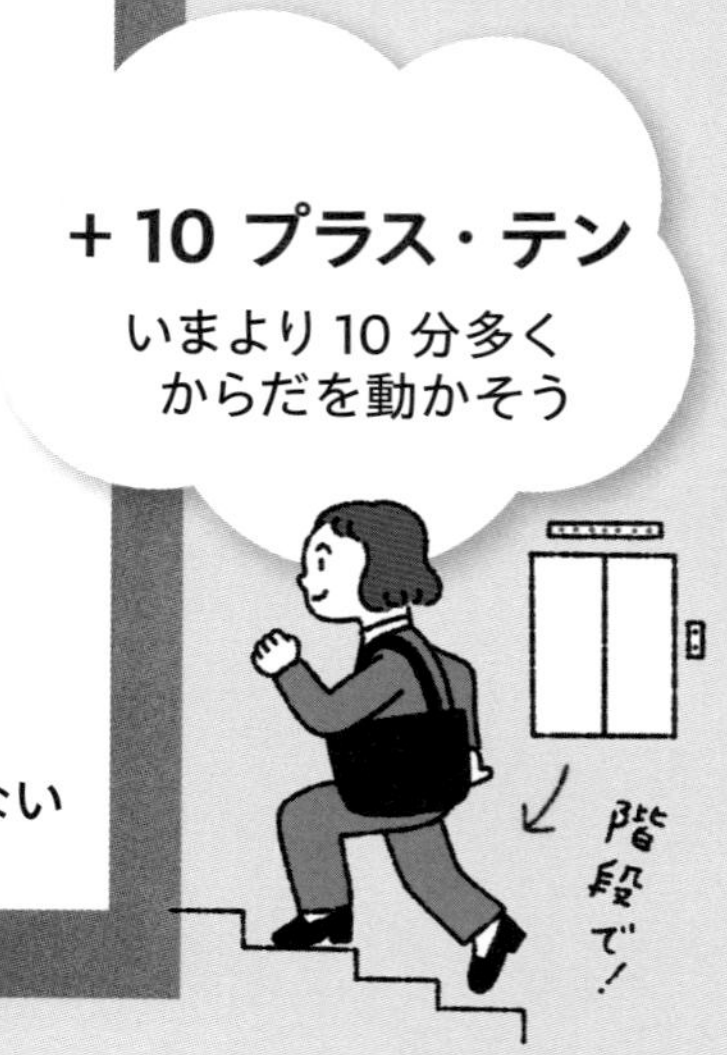

＋10 プラス・テン
いまより10分多く
からだを動かそう
階段で！

とを目指して「+10（プラス・テン）」という考え方をすすめています。この「プラス・テン」とは、普段の生活に10分間だけでもプラスしてからだを動かす時間を作ることを意味します。

「プラス・テン」を実践することで、健康を維持し、病気にかかりにくいからだづくりをするだけでなく、心もリフレッシュされ、生活の質が向上します。

特に中高年の方は、筋力や体力が衰えがちな時期だからこそ、小さな積み重ねが大切です。「プラス・テン」の習慣を取り入れ、健康寿命を延ばす第一歩を始めてみましょう！

ライフスタイルに合わせて
身体活動を少しずつ増やしていこう

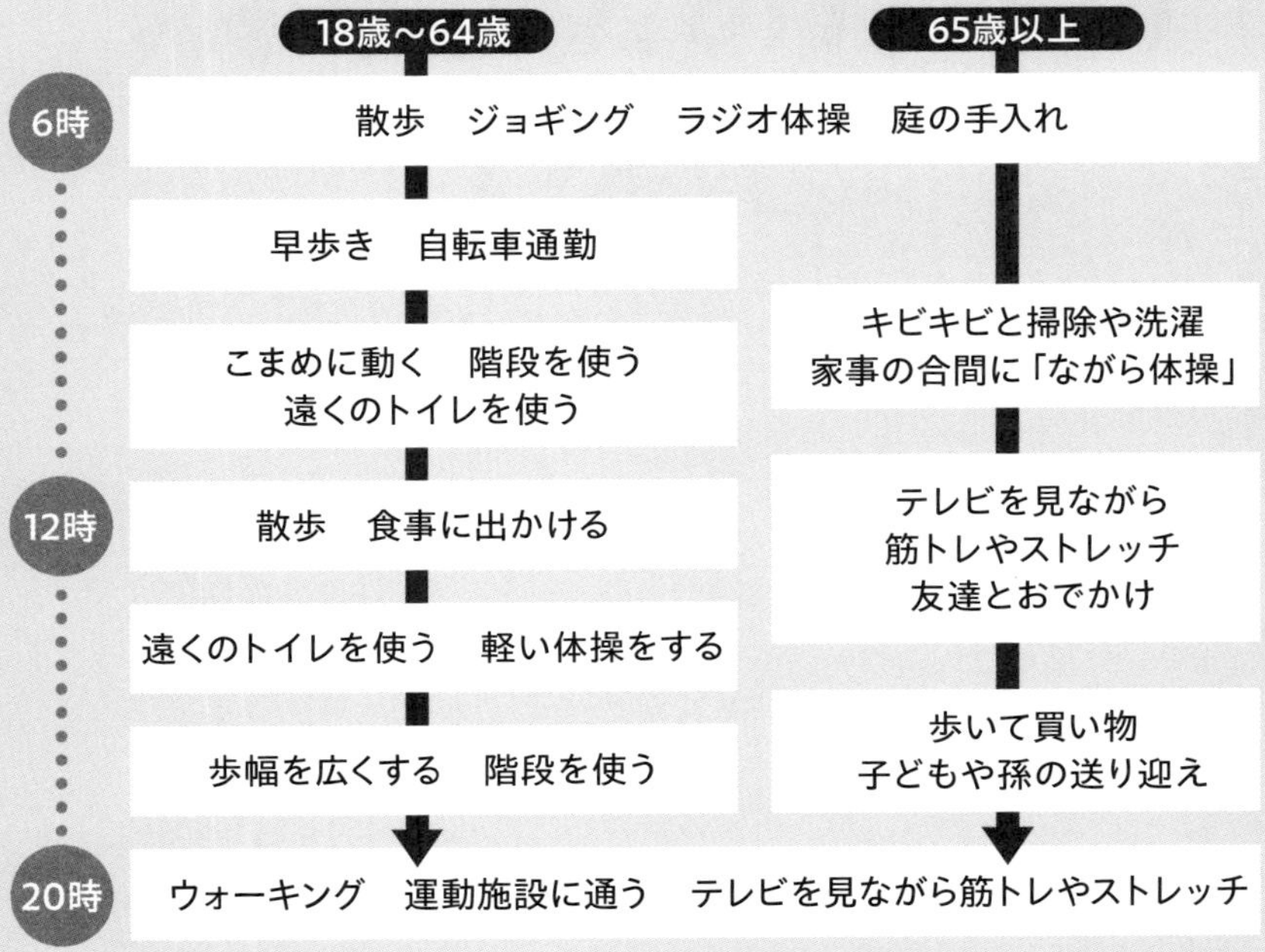

厚生労働省．健康づくりのための身体活動指針（アクティブガイド）より作成
https://www.mhlw.go.jp/stf/houdou/2r9852000002xple-att/2r9852000002xpr1.pdf

Q13

コロナ以降、リモートワークが増えましたマイリズムづくりにどのような影響がありますか？

A

在宅と出社でパターンは変わっても起床時間などのリズムは崩さないようにしましょう

コロナ禍では、外出が非常に制限されていました。人々が動かなくなり、交流もなくなり、健康にはかなり良くない状態でした。

本当はあのようなときでも、日光を浴びて散歩をし、室内でも自分なりのエクササイズをやっていれば良かったのです。ほとんどの会社員が在宅勤務となっていたので、むしろ自分らしいリズムを組むことができたのではと思います。実際は、当時は未知の感染症への不安でそれどころではなかったかもしれません。

リモートワークでは、通勤や対面での人との交流が少なくなります。屋外での活動時間が減り、自宅での座位時間が長くなる傾向にあると思います。

コロナ禍が終わった現在では、在宅勤務と週に数回の出社勤務の両方で仕事をする会社員が増えました。**注意点は在宅勤務と出社勤務の2つのパターンをこなすということ**です。つまり、起床時間が2つのパターンで違ってくることです。

勤務形態が違っても、理想は同じ時間に起床することですが、違ってもできるだけ30分以内のずれに抑えることが望ましいです。

さらに、朝食時間と夕食時間もほぼ同じ時間にするようにするといいでしょう。在宅と出社という勤務形態が違っても、リズムはなるべく崩さないという意識を持つようにしてほしいです。

Q 14

夜の入浴が快眠に良いといいますが、なぜですか？

A

質の良い睡眠のためにはゆっくりバスタブに浸かることがおすすめです

睡眠は脳温（深部体温）に密接に関係しています。脳温は午前5時前後に最も低く、その後上昇し、午後9時前後に最も高くなります。

入浴は血行が促進され、一時的に脳温を上げますが、入浴後は血管が開いているため熱が放散されやすい状態になり、**脳温が下がっていきます。この脳温が下がる際に眠気が引き起こされる**のです。質の良い睡眠のためには、入浴して体温を一時的に上げておくのがいいと言われるのは、そのためです。

スムーズに眠りに入るには、**就寝時間の90分前に40度くらいのお湯に10分ほど浸かる**ことがおすすめです。そして入浴後は就寝まで部屋の明かりを暗めにして、スマートフォンやパソコン、テレビは見ずに、音は控えめに刺激を少なくした環境で過ごすようにします。

入浴できないときは部分浴がおすすめです。手だけ、足だけでもからだはある程度温まります。足より手のほうが手軽で早く温まります。また湯たんぽなどで足を温めるのもいいでしょう。

Q 15

家族がいると
それぞれ生活のリズムが
異なりますが、
どのようにしたら
いいですか？

A

それぞれのリズムが
違うことを理解して、
就寝時間には
静かに過ごします

世代間の理解と配慮が必要です。たとえば、子ども（高校生・10代）、両親（40～50代）、祖母（70代）の3世代同居だった場合を考えてみましょう。

10代では、8～10時間の睡眠が必要ですが、実際にはそれほど睡眠時間はとれないため、夜型タイプで夜0～1時頃寝て、朝8時頃起きる生活だとします。

70代では睡眠時間は短くなり、午後11時頃に寝て、朝5時頃起きる朝型タイプ、40～50代は、10代と70代の間の睡眠時間で、夜中の0時頃に寝て、朝6時か7時に起きるとします。

まず全員の睡眠時間が合わないことをそれぞれが認識することが必要です。祖母が寝る時間には、他の家族は静かにしているよう配慮し、親が寝る時間には、子どもが自分の部屋で大きな音を立てたりせずに、親の睡眠を妨げないようにします。**それぞれの家族の寝入りばなに、他の家族が静かにしてあげることが大切**です。

各世代の寝る時間、起きる時間がバラバラでも、できるだけ朝食は全員8時前には食べ終わるようにしたいです。夕食は12時間おいて夜8時ぐらいに摂るのが望ましいです。

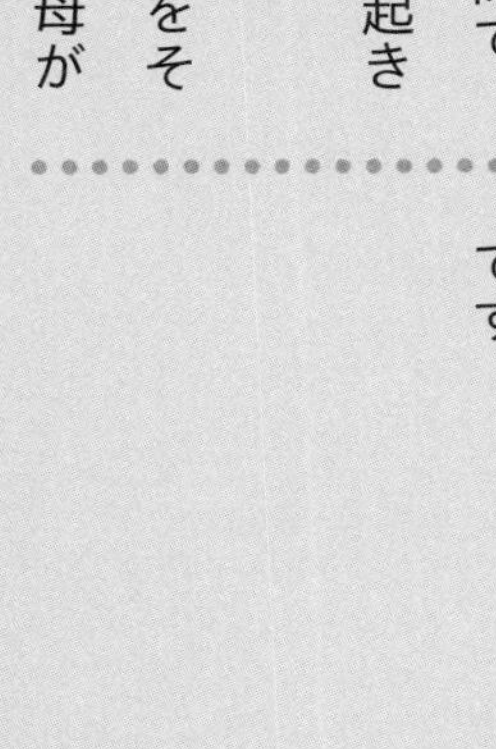

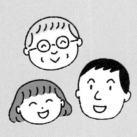

Q16

睡眠時間は人それぞれと思いますが、自分にとってのベストな睡眠時間はどうやって調べられますか？

A

自分らしい睡眠時間を見つけるための記録ノートを作りましょう

成人の睡眠時間については、7、8時間が推奨されていますが、個人差があり、6~9時間の範囲内であれば正常とされています。

自分らしい睡眠時間を知りたいなら、2、3週間程度の観察期間を設けてみましょう。この期間中、就寝時間と起床時間、起床時の体調、日中の眠気や身体活動などを記録していきます。

たとえば、期間中、自然に無理なく目が覚める時間を記録しておき、その時刻を起床時間に決めます。就寝時間から逆算して、何時間寝たら、翌日活発に動けるかがわかれば、自分が朝型か夜型か、睡眠のパターンも明確になってきます。

日中の生活リズムに合わせた調整も必要です。仕事や通勤時間を考慮しながら、休日と平日の睡眠時間の差が大きくなりすぎないことが大事です。

自分らしい睡眠時間が見つかったかどうかは、**朝、自然に目覚められるか、日中に眠気で困らないか、集中力が続くか、疲労感が翌日に持ち越されないか**で判断できます。ただし、睡眠時間が6時間未満、または9時間以上の極端な場合は、健康上のリスクが高まる可能性があるため注意が必要です。

これらの調整には時間がかかるため、急激な生活リズムの変更は避け、徐々に理想的なパターンに近づけていくことを推奨します。また、体調の異常を感じた場合は、早めに医療機関への相談を検討しましょう。

Q 17

夜、お酒を飲む場合も多いのですが、睡眠の妨げにならない適度な量というのはありますか？

A

寝る前の飲酒は睡眠の質を下げてしまいます　時間と量を考えて飲みましょう

お酒を飲むと眠気が生じるため、お酒で熟睡できると思いがちですが、そうではありません。**就寝直前の飲酒は、かえって睡眠の質を下げます。**

お酒を飲んだあとは、寝入りばなはアルコールによる眠気で深く眠れます。しかし、その後、アルコールが分解され、アセトアルデヒドに変わります。アセトアルデヒドは交感神経を刺激します。さらにアルコールには利尿作用があるため、尿意を催し、中途覚醒が増えてしまいます。この結果、アルコールは睡眠の質を下げてしまいます。

お酒を飲みたいのなら、就寝時間の3、4時間前までにしておきましょう。

お酒の強さは個人によって違うため、一概に睡眠の妨げにならない適度な量を言うことはできませんが、厚生労働省が発表している「節度ある適度な飲酒」では1日平均純アルコール量で約20グラム程度としています。

お酒の種類	アルコール度数	純アルコール量
ビール(中瓶1本500ml)	5%	20g
清酒(1合180ml)	15%	22g
ウイスキー・ブランデー(ダブル60ml)	43%	20g
焼酎(35度)(1合180ml)	35%	50g
ワイン(1杯120ml)	12%	12g

厚生労働省：健康日本 21（アルコール）より作成

Q 18

**夕食後、就寝するまで
スマートフォンやパソコン、
テレビを見ていることが
多いです。
就寝時間の少し前に
やめればいいですか？**

A

**寝る1時間前には
やめましょう
ブルーライトは睡眠ホルモンの
分泌を阻害します**

就寝時間の1時間前からスマートフォンやテレビはやめましょう。夕方から深夜にかけて強い光を浴びると、中枢時計は位相が遅くなり、ずれが大きくなってしまいます。また夜は、体内時計に働きかけて眠りを誘う睡眠ホルモンであるメラトニンの分泌も始まりますが、これも強い光を浴びると分泌が低下してしまいます。

たとえば、夜のコンビニエンスストアに買い物に行くだけでも、その照明の明るさで体内時計が乱れ、メラトニンも分泌が低下し、通常の就寝時間には眠りづらくなってしまいます。

夜は外だけでなく、家庭内でもなるべく明るい光を見ないことです。特にスマートフォンやパソコンから発生するブルーライトには注意が必要です。**就寝1時間前にはパソコンやスマートフォンを使用せず、部屋の明かりも落とす**といいでしょう。ホテルに泊まると、部屋の照明はあまり明るくありませんね。寝る前の部屋の明るさはこれくらいがいいのです。

夕食後から就寝までできるだけリラックスできる雰囲気にして、副交感神経が優位になるようにすれば、質のいい睡眠につながります。

しかし、寝る直前に癒しになる動画などを見ることで、**1日の気分転換となり、心も穏やかに眠りにつける**のであれば、ごく短かい時間の視聴であればいいでしょう。

Q19

友人と夜遅くまで飲食するのは、なぜいけないのですか？

A

夜遅くまで飲酒し、食事をするのは健康を害します
飲み会は楽しいですが、なるべく9時までには帰りましょう

これまで何度も指摘してきましたが、夜間の過食、朝の無食欲、不眠の症状がある、夜間摂食症候群（NES）が近年、肥満患者でない一般の人でも起こり、肥満や心血管障害、糖尿病などの発症率を高めているという報告がされています。

食事をしたあとは心拍数が上がります。本来心拍数が下がるべき夜に食べるという行為は、メリハリのあるコサインカーブを描くリズムに悪影響を及ぼし、このような生活を続けていると、リズムの崩れが悪循環となり、結果として、代謝系、循環器系、消化器系の病気になるリスクが増えていきます。

また、Q17で述べたように、夜遅くまでアルコールを飲むと、アルコール効果で寝つきはいいですが、中途覚醒で、途中で何度か目が覚めてしまうため睡眠の質は下がってしまいます。

したがって、夜遅くまで食事をしながらアルコールを飲むことは、ダブルで健康に悪いと言えます。気のおけない友人たちとの飲み会は、楽しいものですし、社会的な交流を持ち続けることは健康上でもよいことです。できれば、**飲み会は午後9時ぐらいまでにお開きにして、飲み過ぎないように自分の適量を知っておきましょう。**

おわりに

私は、約17年間循環器の臨床に携わった後、神戸大学医学部保健学科に移ってから循環器内科医としての知識を基盤としつつも、もっと広い「健康」に寄与する研究をしようと思いました。

そこで取り組んだテーマが「健康と生活リズム」です。心拍の24時間のリズムを用いて、睡眠、食事、運動などの生活の一部によって24時間リズムが大きく変化することを明らかにしてきました。

そして食事、睡眠、運動などにより作られる生活リズムがいかに健康維持に大切かということを再認識するとともに、現在の社会がいかに生活リズムを乱す社会になっているかということに唖然《あぜん》としました。

本書で私が読者の皆さんに伝えたいことは、皆さんがご自分の睡眠、食事、運動などを見直し、自分らしいリズム(マイリズム)を見つけてほしいということに尽きます。

ただ長時間労働が一般化しているわが国においては、若者や壮年者が体内時計に沿った生活を実現したくてもなかなかできません。そこで本書を読み、少しでも日常生活に取り入れることができる項目があれば取り入れてください。

一方、定年退職された方などで毎日の時間が自分で設定できる方は、本書に沿ってぜひマイリズムを作ってほしいと思います。

また各個人だけでなく、社会全体が1日の生体リズムの重要性を十分に理解し、生体リズムを尊重した環境を積極的に支援していくことが重要と考えます。

体内時計を尊重した規則正しい生活を送ることによって健康寿命を延ばしていけると私は確信しています。生体リズムを尊重した生活への理解が進み、わが国でそのような環境がより多く広がることを願ってやみません。

そして、最後に私が神戸大学在職中に生活リズムに関する研究を一緒に行ってくれた学生さんたちに深く感謝いたします。参考文献のところで私たちの成果を示しておきます。また、出版と編集を手がけていただいた向井直人様、藤原蓉子様にも深く感謝いたします。

塩谷英之

本書に関する
著者らの参考文献

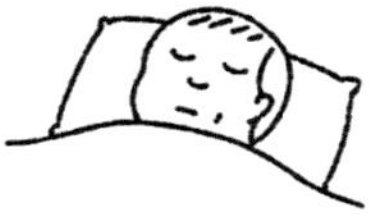

Shiotani H, Umegaki Y, Tanaka M, Kimura M, Ando H. 2009. Effects of aerobic exercise on the circadian rhythm of heart rate and blood pressure. Chronobiol Int. 26(8):1636-46. doi: 10.3109/07420520903553443.

Sasawaki Y, Shiotani H. 2019. The Influence of Chronotype and Working Condition on Sleep Status and Health Related Quality of Life of Daytime Office Workers. Kobe J Med Sci. 5;64(5):E189-E196.

Miyagi R, Sasawaki Y, Shiotani H. 2019. The influence of short-term sedentary behavior on circadian rhythm of heart rate and heart rate variability. Chronobiol Int. 36(3):374-380. doi: 10.1080/07420528.2018.1550422.

Tan C, Saito N, Miyawaki I, Shiotani H. 2020. Preoperative circadian physical activity rhythm and postoperative delirium in cardiovascular surgery patients. Chronobiol Int. 37(7):1059-1066. doi: 10.1080/07420528.2020.1764012.

Tan C, Sato K, Shiotani H. 2022. The relationship between social jetlag and subjective sleep quality: differences in young and middle?aged workers. Sleep Biol Rhythms. 2;21(1):7-12. doi: 10.1007/s41105-022-00410-8.

Ota T, Tan C, Ishii A, Shiotani H. 2022. Do differences in chronotypes affect sleep and health-related quality of life of nursing students? A cross-sectional study. Chronobiol Int. 39 (11): 1435-1443. doi: 10.1080/07420528.2022.2117049.

Tan C, Mineyama K, Shiotani H. 2024. Influence of night shift work on circadian heart-rate rhythm in nurses: using a Holter electrocardiogram that can be continuously measured for two weeks. Ind Health. 27;62(5):324-333. doi: 10.2486/indhealth.2023-0157.

著者略歴
塩谷英之
（しおたに ひでゆき）


1956年、兵庫県生まれ。医学博士、日本循環器学会認定専門医。

1980年神戸大学医学部医学科卒業後、神戸労災病院内科、神戸大学医学部第一内科（現循環器内科）、兵庫県立成人病センター（現がんセンター）で内科、特に循環器内科医として臨床に携わる。1997年1月より神戸大学医学部保健学科助教授、2011年10月より神戸大学大学院保健学研究科教授に就任し、循環器医としての経験を活かしながら健康について生活リズムの観点から研究を行い、2021年3月神戸大学を定年退官する（神戸大学名誉教授）。

2021年4月より神戸常盤大学保健科学部長、すこラボ（健康生活研究所）所長に就任し、教育活動と共に生活リズムに関する研究を続けている。また現在兵庫県国保団体連合会保健事業支援・評価委員会副委員長、兵庫県三田市健康審議会委員長として地域の健康づくりにも関与している。

睡眠・食事・運動で変える 24時間のリズム習慣

2025年3月11日　第1刷発行

著　者　　塩谷英之

発行人　　山本教雄

編集人　　向井直人

発行所　　メディカル・ケア・サービス株式会社
〒 330-6029 埼玉県さいたま市中央区新都心 11-2
ランド・アクシス・タワー 29 階

発行発売　株式会社Gakken
〒 141-8416 東京都品川区西五反田 2-11-8

印刷所　　TOPPAN株式会社

この本に関する各種お問い合わせ

- 本の内容については、下記サイトのお問い合わせフォームよりお願いします。
https://www.mcsg.co.jp/contact/
- 在庫については Tel 03-6431-1250（販売部）
- 不良品（落丁、乱丁）については Tel 0570-000577
学研業務センター　〒 354-0045 埼玉県入間郡三芳町上富 279-1
- 上記以外のお問い合わせは　Tel 0570-056-710（学研グループ総合案内）

本書に記載されている内容は、出版時の最新情報に基づくとともに、臨床例をもとに正確かつ普遍化すべく、著者、編者、監修者、編集委員ならびに出版社それぞれが最善の努力をしております。しかし、本書の記載内容によりトラブルや損害、不測の事故等が生じた場合、著者、編者、監修者、編集委員ならびに出版社は、その責を負いかねます。
また、本書に記載されている医薬品や機器等の使用にあたっては、常に最新の各々の添付文書（電子添文）や取扱説明書を参照のうえ、適応や使用方法等をご確認ください。

メディカル・ケア・サービス株式会社

学研グループの書籍・雑誌についての新刊情報・詳細情報は、下記をご覧ください。
学研出版サイト https://hon.gakken.jp/